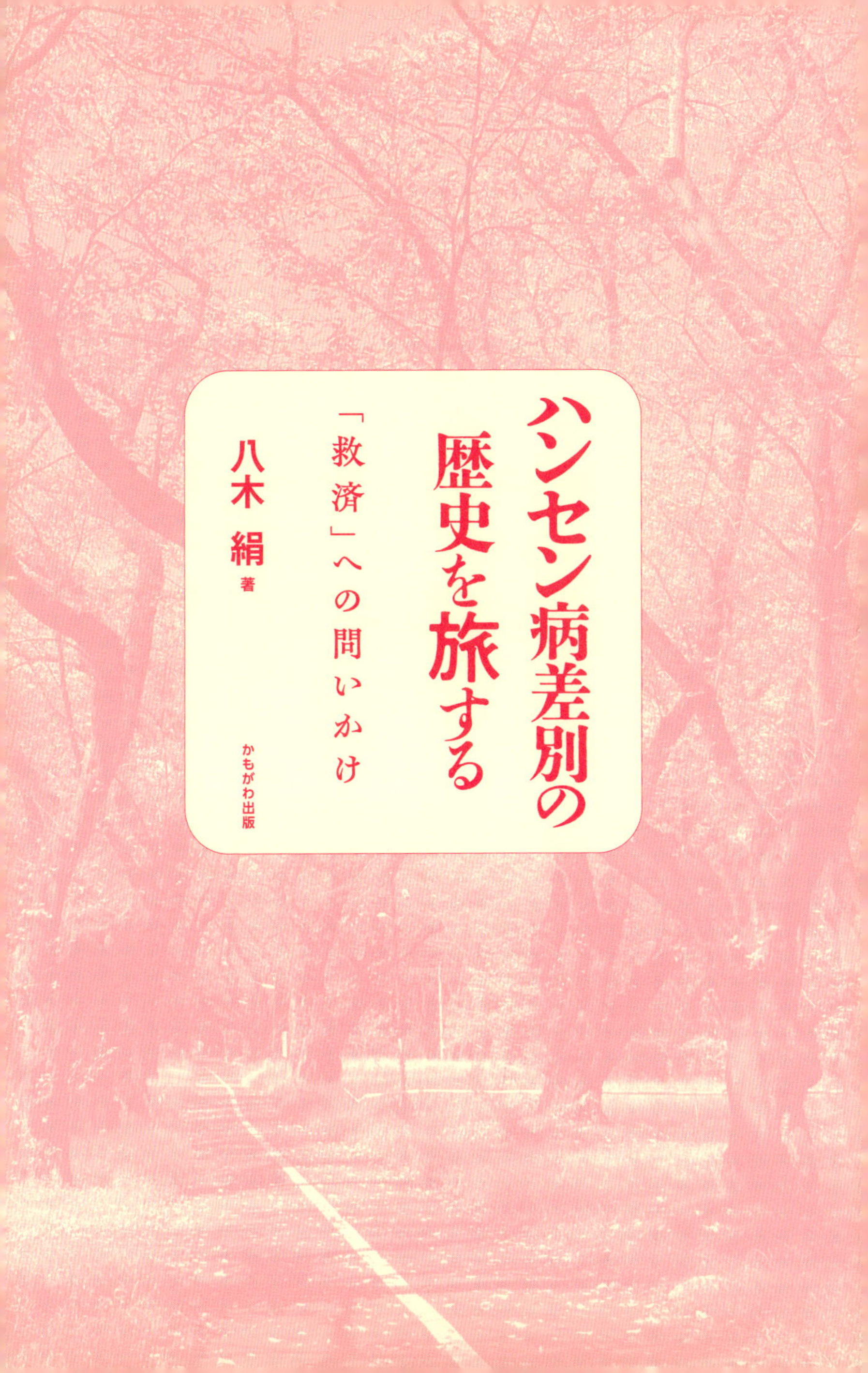

ハンセン病差別の歴史を旅する

「救済」への問いかけ

八木絹 著

かもがわ出版

ハンセン病差別の歴史を旅する

——「救済」への問いかけ

八木　絹　著

はじめに

新型コロナウイルス感染症（以下「コロナ」）が世界的に拡大した2020年、感染者や医療従事者への激しいバッシングが起こったことを覚えておられるでしょう。そのこと自体がコロナ禍での閉塞感を助長し、日本社会は今振り返っても異様な雰囲気に包まれました。日本と世界にはコロナ以前にも、ペストや結核など、さまざまな感染症が存在し、多くの人が亡くなり、感染者差別の問題も起こりました。中でもハンセン病に関しては、国を挙げての差別の長い歴史がありました。それを21世紀のこんにちでも繰り返していることに、私は恐怖を感じました。

私は感染症やハンセン病問題の専門家ではない、フリーランスのライター、編集者です。こういう時だからこそ、感染症への差別をなくす道筋を考えたいと思い、ハンセン病、薬害エイズなどの裁判に携わってきた徳田靖之弁護士に、そうした内容の本を書いていただきたいと手紙を書きました。なぜ徳田弁護士かというと、前年の19年、ハンセン病家族による国家賠償請求訴訟で原告勝訴を勝ち取った後に行われた講演を聞き、強い印象を持っていたからです。講演では、03年に熊本県内の温泉ホテルで、ハンセン病療養所入所者の宿泊拒否事件が起こった際に、謝罪に訪れたホテル側に対して入所者が抗議する光景がテレビ報道され、それを見た一般市民から差別的な手紙やファクスが入所者自治会に押し寄せたことが取り上げられました。徳田氏は、患者・回復者を「気の毒な存在」として下に見ている間は同情している人でも、患者・回復者がひとたび権利を主張したり差別の加害者を追及し出すと、一転これを批判し始める、それが差別の本質であることを語りました。

この視点は私にとって初めてのもので、衝撃でした。徳田氏の父は戦争で結核を患い徳田氏が幼い時に他界、徳田氏は祖父母に育てられたこと、結核が自身にも感染し生死の境をさまよったこと、そのことで家の前を鼻をつまんで通り過ぎる人がいたことも後に知りました。

私の手紙に徳田氏が応えてくださり、『感染症と差別』（かもがわ出版、2022年3月）ができました。同書の普及のために「ハンセン病市民学会」（「らい予防法」違憲国家賠償請求訴訟の熊本地方裁判所判決を受け、05年に結成された市民団体）の22年の総会に参加した時に出会ったのが、江連恭弘《えづれやすひろ》さんと佐久間建さん（いずれも同会教育部会）です。高校、小学校の教師として、ハンセン病問題から学ぶ授業実践をしてこられた方たちです。お二人に監修者となっていただき、『13歳から考えるハンセン病問題――差別のない社会をつくる』（かもがわ出版、23年5月）を刊行しました。私はライターをつとめましたが、この本は子ども向けであり、総合的で平易な内容と叙述であることが必要で、調べたことを全ては盛り込めませんでした。

そこで、同書の普及・宣伝のために、本には書き切れなかったこぼれ話的なものを、NPO法人多摩住民自治研究所の月刊誌『緑の風』に、大人向けに連載させていただきました。それを大幅に改稿したものが本書です。ハンセン病差別の歴史に関して初学者の私が、驚き、憤りを覚えたテーマの間を旅する〈精神的紀行〉というものです。第3章では実際にゆかりの地を訪ねています。それらを通じて、「救済」と「差別」の意味を考えるものです。遠い過去の問題ではなく、現在もあり続けるハンセン病差別について、知っていただく手がかりになれば幸いです。

著者

◆ハンセン病回復者や実際お会いした方には敬称をつけ、研究者、歴史上の人物にはつけません。引用では、新字体、新仮名遣いに改め、圏点を削除し、適宜ルビを振りました。
◆『13歳から考えるハンセン病問題――差別のない社会をつくる』によせて」を、『緑の風』2023年8月～12月号に掲載（かもがわ出版のSNS、NOTEにも同文を掲載）、「ハンセン病問題ゆかりの地をたずねて」を、24年7、9、11月号に掲載していただきました。

ハンセン病差別の歴史を旅する　もくじ

第2章 歴史を旅する 33

第1章

今だから、ハンセン病問題から学びたい

コロナ禍で私たちは感染症への差別を体験しました。

ハンセン病差別は日本の歴史上最大の感染症差別といえます。

この章では、ハンセン病患者や家族に対して、どんな差別があったのかをみていきます。

❶ コロナ差別はハンセン病差別を想起させた

感染者を「迷惑な存在」とみなし、県同士を競わせる

コロナに感染した人へのバッシングがハンセン病差別と似ていると直感的に感じ取った人たちがいたことを知ったのは、2020年8月、全国ハンセン病療養所入所者協議会のニュースによってでした。そこでは「病気は違っても官民挙げて患者をあぶり出し、療養所に追いやり、偏見・差別を助長させた『無らい県運動』と同じ構図です」と指摘していました（無らい県運動とは、自分たちの県からハンセン病患者をなくす運動で、1930年代と50年代の2度、国が主導し、県同士を競わせる形で行われました）。「本人たちは正義だと錯覚しながら歯止めを失い、言動は激化しています（…）副作用ともいうべきこうした人権

コロナ禍における人権侵害

許せぬ関係者への誹謗中傷

新型コロナウイルスを巡っては医療関係スタッフが昼夜を問わず予防、検査、治療に懸命に努力を続けている傍らで、医療関係者、またはその家族に対し目を覆い、耳を塞ぎたくなるような差別的言動や誹謗中傷が相次いでいます。感染を防ぐような行動を取らなかったと見なした感染者への激しいバッシングや細心の注意を払って営業を続けざるを得ない商店を厳しく咎める「自粛警察」と呼ばれる現象は、医療現場でコロナウイルス対策の最先端で下支えしている医師、看護師などの医療スタッフを精神的に追いつめるやり方です。病気は違っても官民挙げて患者をあぶり出し、療養所に追いやり、偏見・差別を助長させた「無らい県運動」と同じ構図です。やり方に一定の基準がある訳ではなく、本人たちは正義だと錯覚しながら歯止めを失い、言動は激化しています。

国が行った自粛要請にあたって、当初から発生していた副作用ともいうべきこうした人権侵害をハンセン病に学び、想定内の事柄として対応すべきではなかったかと考えます。感染者はもちろん医療従事者を中心とするコロナウイルス関係者に浴びせられる誹謗中傷や嫌がらせは直接的です。それだけに被害者のダメージがより強いことは想像に難くありません。

新型コロナウイルス問題は医療でカバーする部分と同じくらい人権という視点で考えることが重要です。コロナウイルスに限らず感染症に対する差別意識は「自分もうつされるのではないか」という恐怖が発端になり、科学的知見を軽視してしまう特徴があると指摘する識者もいます。ハンセン病の場合は国が強制隔離政策を推し進めた結果、感染力は極めて弱いのに「怖い病気」という誤ったイメージが社会に定着したため、余計に深刻な状況を生むことになり、患者やその家族の他、あらゆる面で差別にさらされ、その悲惨さはまさに「人生被害」とさえいわれています。2001年国賠訴訟の判決を受けて坂口厚生労働大臣（当時）が私たちの前で「皆さんには取り返しのつかない人生を送らせてしまうことになった」と謝罪した通りです。

戦後、特効薬ができ治療法が確立し、治る病気になっても、偏見・差別はなくなっていません。コロナウイルス拡大では理性より感情が優先された事例が多く、医療現場で働く職員の家族が保育所への通園を拒否されるなどの事例が多く発生しております。

コロナウイルス問題はまだまだ続くでしょう。これまでのような悪意に満ちた人権侵害をするようなバッシングではなく、医療現場で懸命に働く人たちに感謝をこめて拍手を送るような社会になることを願っています。

「全療協ニュース」
2020年8月1日号

侵害をハンセン病に学び、想定内の事柄として対応すべきではなかったかと考えます。〔…〕医療現場で懸命に働く人たちに感謝をこめて拍手を送るような社会になることを願っています」と述べています（「全療協ニュース」２０２０年8月1日号）。ハンセン病回復者の方たちは、痛切な思いでこのコロナ差別を見ていたのです。

23年5月にコロナが感染症法の5類に分類されるまでの3年間、テレビのニュースでは毎日、県別の感染者数を報道していました。コロナ禍の初期には、「県をまたぐ移動を自粛せよ」と国や都道府県が呼びかけ、地方都市では、「東京からコロナを持って来るな」と、県外からの来訪者に嫌がらせをしたり、県外ナンバーの車が傷つけられる事件まで発生しました。仕事での行き来も難しい状態だったことは、記憶に新しいところです。高齢者など重症化リスクの高い人を守る必要があったのは確かですが、感染者を「迷惑な存在」とみなして、県同士を競わせるやり方は、「無らい県運動」の再来だと私も感じました（無らい県運動については、本書第2章で詳しく取り上げます）。

もちろんコロナとハンセン病はまったく違う病気です。違うものを同列に論じることを戒めて、ハンセン病回復者の方が「ハンセン病とコロナは違う。ハンセン病への差別はもっとひどかった」とおっしゃるのを聞いたことがあります。私が言いたいのは、新しい感染症が起こるたびに今回のコロナ差別のようなことを繰り返したら、私たちは安心して生き

ハンセン病とは

どんな病気か　ハンセン病は、「癩菌《らい》」によって引き起こされる慢性の感染症で、数年から数十年で進行することがあります。遺伝病だと考えられていましたが、1873年にノルウェーのアルマウェル・ハンセンが癩菌を発見し、感染症であることが判明。癩菌は感染力が弱く、感染したとしても、こんにちの良好な衛生・栄養状態の下では、発病することはまずありません。

症状は　癩菌に感染して発病すると、皮膚に赤い斑点や斑紋が出たり、手足の末梢神経の感覚がなくなり、発汗がなくなり、温度や痛みを感じなくなることがあります。目の神経が癩菌に冒されると、失明することがあります。治療法がなかった時代には、手の指が曲がったり、瞼《まぶた》が閉じられなくなったり、口元が下がるなど、体の一部が変形する後遺症が残ることがあったため、差別に結びついてきました。

治療法は　かつては大風子油《たいふうしゆ》という植物の種子からとった油の注射が主な治療法でした。粘性のある油の注射は患者にとっては痛みを伴うものでした。1943年にアメリカで治療薬プロミンが開発され、今では何種類かの飲み薬を組み合わせる多剤療法によって、完全に治る病気となり、病院の外来で治療できます。

呼び名は　長く使われてきた病名「癩」には差別的なイメージが染みついてきたことから、ハンセン病療養所の入所者団体は、病名を改めるように政府に対して要請してきました。1996年の「らい予防法」廃止で、「ハンセン病」が正式名称となりました。本書では、引用や歴史的名称に限り、「癩」「らい」の語を使用することがあります。かつてハンセン病だった方については、一般に「回復者」「病歴者」の語が用いられています。

ていくことはできないということで、歴史上最も苛烈な差別が起こったハンセン病問題の教訓に学ぶ必要があると思ったのです。その中から、これから差別を許さない社会をつくっていくにはどうすればいいかを、考えたいのです。

ハンセン病差別はもうなくなったのか

最近、ある学習会で、ハンセン病回復者の方のお話をうかがう機会がありました。80歳代の男性で、若いころにハンセン病の療養所を退所し、一般社会で暮らしている方です。その方が先ごろ、何かの病気で町のクリニックを受診し、受付で問診票にハンセン病の病歴を書いたことから、若い受付担当者から「○○さん、ハンセン病になったのはおいくつの時ですか?」と、ほかの患者もいるのに聞かれたという話をしてくださいました。医療関係者からのあまりにも不用意な質問に驚いたそうです。ハンセン病に限らず、病気について他人に分かるような場で聞かれることは人権侵害といえます。このクリニックではどういう職員研修をしているのかと呆《あき》れもしますが、この若い受付担当者は、ハンセン病回復者が、今も差別されるのではないかと恐れながら生活している現状を知らなかったのです。このことをどう考えればよいでしょうか。

1943年には、アメリカで治療薬プロミンが開発されて、47年からは日本でも使用されるようになり、現在は日本でのハンセン病の新規感染者はなく、感染したとしても病院の外来治療で完治できます。ハンセン病回復者による「らい予防法」違憲国家賠償請求訴訟（1998年提起、2001年熊本地方裁判所判決）で原告が勝訴し、さらに、回復者の家族への差別の責任を問うたハンセン病家族による国家賠償請求訴訟（2016年提起、19年熊本地裁判決）でも原告が勝訴したことから、「ハンセン病への差別は過去のものになった」と理解している方がかなり多くいます。『13歳から考えるハンセン病問題』を読んでくださった方からの感想にも「今も差別があるとは思わなかった」「戦後日本の憲法制定後にこれだけの差別を政策で続けていたことは驚くばかりです」というものがありました。

ここで言えることは、さきに紹介したクリニックの受付担当者のような若い世代や、ハンセン病問題の本を読むほどの人権意識を持つ人には、ハンセン病の差別はなくなっていると善意に解釈している人が多いということです。

23年12月、ハンセン病への差別や偏見の実態について、厚生労働省が一般の人を対象に初めて意識調査（有効回答2万916人）を行い、24年3月、「ハンセン病問題に係る全国的な意識調査報告書」が発表されました。それによると、90％がハンセン病という病気の存在を知っているものの、感染症としてのハンセン病の医学的知識については正答できるほどは知らない、国よる強制隔離政策についても、「知らない」か「あまり知らない」人が過半を占める、という結果でした。ハンセン病回復者やその家族への偏見差別による被害13項目について、知っているものをたずねたところ、「知っているものはない」と答えた人が最多で44・6%でした。「現在、世の中にハンセン病元患者（回復者）やその家族に対する偏見や差別があると思う」と回答した人は39・6%で、「自分自身は偏見や差別の意識を持っていないと思う」とした人が64・6%を占めました。[*1]

ハンセン病回復者、家族への抵抗感については、近所に住んだり、同じ職場、学校に通ったり、病院などを利用することには、「抵抗がない」か「抵抗が少ない」人が54・2〜61・9%でしたが、「やや抵抗を感じる」、「とても抵抗を感じる」人は7・5〜9・6%存在しています。接触の度合いが強まり、身体接触や、同じ風呂に入ること、ハンセン病回復者の家族と自分の家族が結婚することについては、「やや抵抗を感じる」、「とても抵抗を感じる」人は18・5〜21・8%へと増えます。この回答の年齢別分布が公表されていないので、明確なことは言えませんが、高齢の人ほど抵抗感が強いのではないかと想像します。

この調査で私が気になったのは、ハンセン病問題の学習を「受けたことはない」人が55・4%と最多で、次が、「覚えていない」27・1%と、8割が学習経験がないか、定着していないことでした。学校や職場などで学習経験がある人は22・2%（重複を含むと思われる）にとどまっています。また、「ハンセン病回復者やその家族に会ったことがある」、「ハンセン病問題に取り組んでいる人と会ったことがある」、「ハンセン病療養所に行ったことがある」という人は、いずれも1・5～3・4％と、ごく少数です。

２０２４年５月１日現在、ハンセン病療養所（国立13園、私立１園）の入所者数は７２０人で、年約１００人ペースで減り、入所者の平均年齢は90歳に近づいています。ハンセン病療養所があるのは10都県で、大半の県には療養所がありません。療養所以外の一般社会で暮らす回復者も高齢になっていますから、実際に回復者に会ったことがある人は少なくなり、次第

ハンセン病療養所入所者数

（2024年5月1日現在）　（人）

松丘保養園（青森県青森市）	41
東北新生園（宮城県登米市）	26
栗生楽泉園（群馬県吾妻郡草津町）	32
多磨全生園（東京都東村山市）	94
駿河療養所（静岡県御殿場市）	36
長島愛生園（岡山県瀬戸内市）	83
邑久光明園（岡山県瀬戸内市）	55
大島青松園（香川県高松市）	30
菊池恵楓園（熊本県合志市）	127
星塚敬愛園（鹿児島県鹿屋市）	59
奄美和光園（鹿児島県奄美市）	11
沖縄愛楽園（沖縄県名護市）	89
宮古南静園（沖縄県宮古島市）	35
神山復生病院（静岡県御殿場市、私立）	2
計	720人

＊１　報告書では、この結果の記述の次に「偏見差別の存在は回答者の主観的な認識のみで決めてはならないものであるため、本質問項目の回答結果を、差別の有無や差別の程度を示すデータとして用いてはならない」と書いています。

日本国内のハンセン病療養所

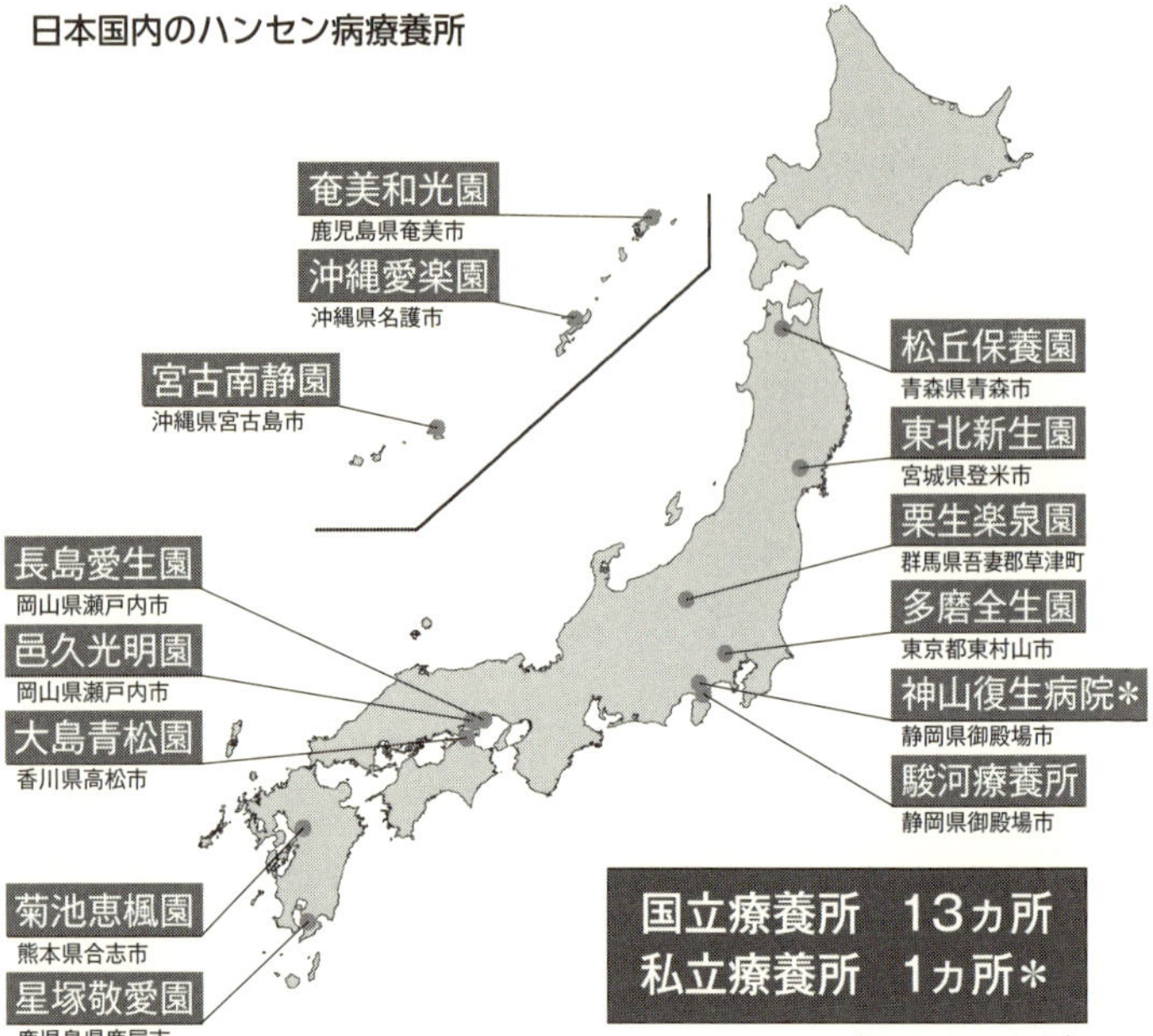

（2025年時点）

に関心が薄れていっているのが現状です。

1996年に「らい予防法」が廃止されたり、回復者による国家賠償請求訴訟が行われ、原告勝訴の判決が出たことで、ハンセン病問題が社会的に注目されるようになりました。現在使用されている小学校・中学校・高校の教科書では、ハンセン病問題が扱われています。国も啓発活動に力を入れることになっていて、厚労省が中学生向けの冊子『ハンセン病の向こう側』を学校に配布しています。しかし、2023年の厚労省の調査で「知らない」という人が大半であるということは、教育の成果がまだ十分ではないことを示しています。

もちろん、人権教育の一環として授業で扱う学校がありますし、広島県には「ヒューマンライツ部」という部活動でハンセン病問題を扱ってきた高校があります。沖縄県でハンセン病をテーマにした演劇に取り組む若者たちの活動もあります。こうした活動をもっと多くの方に知ってもらいたいと思います（『13歳から考えるハンセン病問題』で詳しく紹介しています）。

ハンセン病家族訴訟の熊本地裁判決は、本人だけでなく家族までもが「人生被害」といえる甚大な差別被害を受けたことを認めました。患者の家族であることを理由とした学校でのいじめや結婚差別などです。この裁判には５６８人もの原告が参加しましたが、実名を名乗っている家族は、勝訴判決から5年たった今でもごく一握りです。そのことは、今回の厚労省の調査結果のように、ハンセン病問題について「知らない」人が大半を占める社会においてもなお、差別は過去のものにはなっておらず、職場や地域でどのような反応があるか、恐れる気持ちが拭い切れないことを物語っているといえます。

❷ どのような差別があったのか

患者が受けた命の差別

ハンセン病の患者・回復者が受けた差別で、まず挙げなければならないのは、ハンセン病であるというだけで、人として当たり前に生きる命の権利、子孫を残す権利を奪われた差別です。というのも、日本のハンセン病政策は、絶対隔離政策といわれるものだったからです。これは、「癩予防法」[*2]（1931年）とそれをつくり変えた「らい予防法」[*3]（53年）を法的根拠に、患者を生涯にわたり療養所に隔離して、断種・堕胎・嬰児殺を伴って、絶滅させることを目指す政策です。このことを示す最近の裁判例が2つあります。

旧優生保護法（48年）の下で障がいなどを理由に不妊手術を強制された人たちが国を訴

えた裁判で、最高裁判所は2024年7月3日、同法は憲法違反だとする初めての判断を示し、国に賠償を命じる判決が確定しました。ハンセン病の患者たちは、この法律ができるはるか前の1910年代から不妊手術を強制されていました（本書第2章で詳しく扱います）。この問題に関して行われたハンセン病市民学会第5回シンポジウム（24年10月12日）で、屋猛司《おくたけし》全療協会長は「患者は人ではなく、物扱いされていた」と発言しました。この言葉は重いと思います。今回の判決を受けて成立した「旧優生保護法に基づく優生手術等を受けた者等に対する補償金等の支給等に関する法律」（24年10月8日可決）で、ハンセン病回復者も補償の対象とされることになりました。

＊2　1907（明治40）年につくられた法律「癩予防ニ関スル件」は、「放浪癩」と呼ばれる患者を療養所に隔離することを目的にしていました。これにより5つの連合道府県立療養所がつくられますが、隔離されたのは患者全体の3・6%でした。これを改定した「癩予防法」（1931年）は隔離対象を在宅の患者にも広げました。同法がつくられると、長島愛生園（岡山県）、栗生楽泉園《くりうらくせんえん》（群馬県）など国立療養所が次々設立され、41年、それまで連合道府県立だった療養所は国立となり、収容人数を増やしていきました。
＊3　ハンセン病患者の強制隔離、外出の制限、患者の就業禁止、所長への患者の懲戒検束権の付与などを規定。退所の規定はありませんでした。96年、廃止されました。

もう一つの裁判は、「菊池事件」（「菊池」は事件が起きた熊本県の地域の名）です。

1951年、Fさん（当時28歳）がハンセン病患者であると熊本県に報告した村役場の元職員の家にダイナマイトが投げ込まれ、Fさんが疑われて逮捕されます。Fさんは菊池恵《けい》楓《ふう》園（現熊本県合志《こうし》市）内の拘置所に入れられましたが、死ぬ気で一目家族に会うために脱走し、隠れている間にこの元職員が山中で全身26カ所を刺されて殺されました。Fさんが疑われ、再び逮捕されます。逮捕された際に拳銃で撃たれ、朦朧《もうろう》とする意識の中で自白調書が作成されてしまいます（現在、再審弁護団は、自白はなかったと断言しています）。

当時はハンセン病患者は一般の裁判所で裁判を受けさせてもらえませんでした。療養所内などの隔離された「特別法廷」[*4]と呼ばれる施設で、予防服に身を包んだ裁判官や検察官によって、証拠品を箸《はし》でつまむといった差別的な状態で裁判が行われたのです。その結果、死刑判決を受けたFさんは、無罪を主張して再審（裁判のやり直し）を求めますが、62年、3度目の再審請求が棄却された翌日、刑が執行されてしまいました。

これは、ハンセン病患者であるために、憲法で定められた人間の尊厳を侵害され（13条違反）、差別的取り扱いをされ（14条違反）、公開の裁判で弁護人による実質的な裁判を受ける権利を侵害され（37条違反）、死刑という形で国家によって命を奪われた取り返しのつかない事件です。現在、Fさんの遺族と市民が熊本地裁に再審を求めています[*5]（市民が求める再審を「国民的再審請求」と呼びます）。

「命の差別」として特筆すべきなのは、ハンセン病療養所での生活が、まさに人が人として扱われないものだったことです。十分な医療・看護の人員、生活の物資が国から保障されなかったため、必要な作業の多くは「患者作業」でまかなわれました。療養所内の道路敷設《ふせつ》や木炭運び、木材の切り出しや建物の建設などの重労働で、ケガをすることもありました。手足の末梢神経が麻痺《まひ》し痛みや熱さを感じないため、傷が悪化し手足や指を切断せざるを得なくなった人が多くいます。こうした劣悪な待遇は、「らい予防法闘争」（53年）など、患者たちの命がけのたたかいの結果、改善されていきました。

＊4　１９４８年から72年まで、ハンセン病患者の刑事事件95件は、全て「特別法廷」で審理されています。菊池事件はそのうち唯一の否認事件です。２０１６年、最高裁判所は、「特別法廷」での審理を続けてきたことは差別的取り扱いであり、裁判所法の運用の誤りだったとする調査報告書と、その責任を認める裁判官会議の謝罪談話を公表しました。２０２０年、菊池事件の国家賠償請求訴訟で熊本地裁は、Ｆさんが裁かれた「特別法廷」を憲法違反であると判断しました。
＊5　「特別法廷」の違憲性と菊池事件の再審請求の意義については、徳田靖之『感染症と差別』96～１０９ページと、徳田靖之『菊池事件――ハンセン病差別の壁をこえるために』（かもがわ出版、２０２５年）をお読みください。

子どもの心に残した傷

2024年3月に公開された映画「かづゑ的」（熊谷博子監督、オフィス熊谷製作・配給）の主人公宮﨑かづゑさん（1928年生まれ）は、現在も長島愛生園（岡山県瀬戸内市）に入所している回復者です。この映画で、かづゑさんがハンセン病（かづゑさんは「らい」と呼びます）とともに生きてきた長い人生を知り、電動カートで園内を走り回る暮らしぶり、人生を振り返っての深い言葉に打たれました。著書『長い道』（みすず書房、2012年）には、その人生が美しい文章で刻まれています（引用は同書から）。

かづゑさんが療養所に入所した時期のことがまず書かれています。足に傷ができやすく、学校に行きにくくなり、家にいるようになった時期、かづゑさんは村の共同井戸が「シンとして人気がなく、話し声もない」ことに気づきます。妹に聞けば、「坂を下りていって、よその井戸から水を担いで上がってきとる」というのです。1930年代当時は井戸でバケツに水を汲み、天秤棒の前後に吊るして家まで運び、炊事や洗濯に使っていました。重労働だったのに、近所の人は遠い井戸から坂道を登って水を運ぶようになっていたのです。かづゑさんは「そのことを知った両親、祖父母はどんなに傷ついていたことだろう。私はそれまではまだ何も知らなかったけれど、この水の件は芯からこたえた」と回想しています。近所の人たちが自分の病気のせいで共同井戸に寄りつかなくなった――まだ小学校に入ったばかりの子どもにこんな思いをさせる差別の構造があったのです。

このことをきっかけにかづゑさんは長島の療養所に入る決意をし、「かあちゃん、行く」と突然言い出します。ついに長島愛生園に入所する日、祖父が島まで送っていってくれることになり、祖母は出発前にかづゑさんだけのために好物のうどんを煮てくれました。まだ夜の暗いうちに、人目につかないように家を出るかづゑさん。「みんなで足音もたてないように気をくばって通りまで行き、そこに停まっていた自動車に乗った」そうです。

私はただただ、母だけを見ていました。父も、祖母も、そのときどうしていたのか、どこにいたか、まったくおぼえがないんです。

母は風に吹かれて、束ねてはいるんですけど髪がほつれてぼうぼうとなって、ほんとうに魂が抜かれたような、いまにも倒れそうな姿でした。自動車が動き出してからも母だけをずっと見ていましたが、最後にふわあっと見えたきり、車が角を曲がってついに見えなくなってしまいました。そのときの母の姿はカメラで撮ったようにおぼえています。

（宮﨑前掲書）

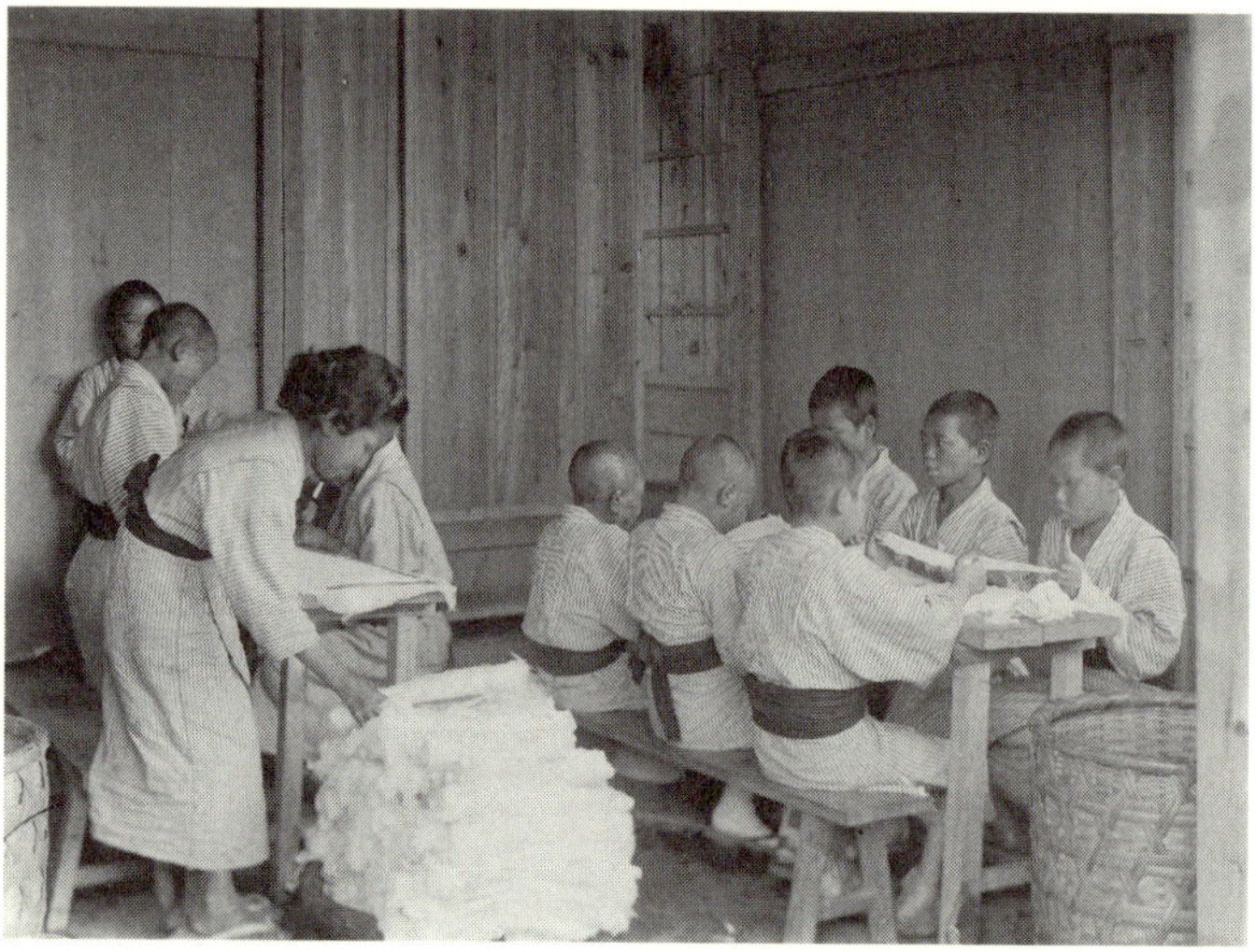

ハンセン病療養所で子どもたちに担われていた
包帯巻きの作業（国立ハンセン病資料館提供）

かづゑさんの母との静かな別れの場面の回想は、私の心に深く沁みました。

このように重大な決意をして入所したハンセン病療養所では、子どもにとっては厳しい生活が待っていました。

療養所内では少年舎、少女舎での集団生活。患者の中から選ばれた仮の父親や母親が生活の面倒をみました。午前中は療養所内に設置された地域の学校の分校・分教室で学び、午後は包帯を巻くなどの作業をしなければなりません（**写真**）。「らい予防法」では外出が制限されていたので、めったに家に帰ることはできません。親から「帰ってくるな」と言われた子ども、親が面会に来てくれない子どもも多くいました。

患者の家族が受けたいじめ

次にみるのは、自身は感染していないにもかかわらず、患者の家族であるというだけで、激しいいじめに遭った例です。

沖縄県宮古島の宮古南静園で、入所者の両親の子として生まれた女性です。療養所では子どもを育てられないため、父方の祖母にあずけられました。のちにハンセン病家族訴訟の原告になり、法廷での意見陳述で、次のように述べています。

小さな島なので、周囲の人はみんな、親の病気のことを知っていました。

幼い私は、近所のにいにい達から石を投げられたり、「ンギークヌファ～」、（宮古の方言で、忌み嫌う者に対する見下した言い方、顔つきで「このガキがー！」という感じです）といわれ、遠ざけられました。

周囲の大人達からも、顔をみるたび、ンギー、いやだねぇ、と疎まれ、雑貨屋に

お使いに行った時も、「あんたには売らん」と言われました。〔…〕

中学生の頃、初めてといえるほど心を許し、何でも語り合っていた、大好きだった友達が、ある日突然、冷たい態度に変わりました。

何か悪いことした?ときいても、首を横にふるだけでした。

やっぱり、まわりの大人から、親のことを言われたのです。

「ごめんね、〇〇ちゃん。」と、彼女も離れていきました。

夜、部屋で一人になるたびに、涙がポロポロ流れました。

(ハンセン病家族訴訟弁護団編『思いよ届け! ハンセン病家族訴訟原告からのメッセージ～あなたに届けるハンセン病家族原告からの生の声』改訂版、同弁護団発行、2019年)


1954年には「竜田寮《たつた》事件」が起こりました。熊本の菊池恵楓園の入所者を親とする子どもたちは、竜田寮という養護施設で暮らし、寮の中に設置された黒髪小学校分校で学んでいました。子どもたちを本校に通わせることは親たちの「悲願」でした。新入生から通学を実現しようとしたところ、本校の保護者や地域住民が反対運動を展開。「らいびょうのこどもと　いっしょにべんきょうせぬように　しばらくがっこうをやすみませう」と貼り紙をし、在学児童を休校させる「同盟休校」が1カ月にわたって行われました。結局、竜田寮の子どもたちの本校への通学はかないませんでした。

ハンセン病患者の家族であることを理由に縁談が破談となったり、離婚させられた人が多くいます。ハンセン病家族訴訟原告団長の林力さん（1924年生まれ）は、37年に父親が星塚敬愛園（現鹿児島県鹿屋《かのや》市）に入所。法廷で次のように意見陳述しました。

療養所の父からは、「父の事は他人に知られるな」という便りがしばしば届きました。「癩患者の身内のもので、肉親に患者がいることを知られて幸せになったものなど誰一人聞かない。お前の人生最大の秘事として生涯『父』を隠し続けよ。」というのでした。

そして、まさに父が危惧したことが、私の身に降りかかりました。社会に出て初めて女性を好きになったときのことです。その女性の父親が消防官僚であったためか、刑事が私の留守中に母を訪問し、三時間にわたって父のことを調べあげました。彼女は翌日から私と話を交わさなくなり、すぐに異例の転勤をしていきました。もちろんその失意のことは父には伝えませんでした。同じような経験を持つ家族は多くいます。そういうこともあり、私は「父は死んだ」ことにして長い間生きてきました。

（ハンセン病家族訴訟弁護団編前掲書）

林さんは、父親の収容時の記憶を、同じ意見陳述の中で語っています。

父が収容されたとき、私は小学校6年生でした。父が出立して何日もたたないある日、白塗りの車が来て、天井から床下まで、果ては井戸にも庭木にも消毒薬を散布しました。夏の暑さが残る日であったのに、近隣の住人はかたく戸を閉ざしました。窓越しにその様子を見つめる冷ややかな視線は、私たち母子の心を容赦なく刺しました。忘れたくても忘れることのできない光景です。

（ハンセン病家族訴訟弁護団編前掲書）

このころ日本全国で「無らい県運動」が行われていました。当時は「衛生警察」といわれ、衛生の分野は警察の管轄でした。患者を出した家は徹底的に消毒され、家族は周囲からの白眼視に耐えられず、家に住めなくなったり、肩身の狭い思いで暮らすことを余儀なくされました。この光景を「窓越しに」見ていた近隣住民には、同じことが自分の身に降りかかったら、という恐怖心と、激しい差別意識が植えつけられていきました。

第2章

歴史を旅する

ハンセン病患者や家族が受けてきた差別には、長い歴史がありました。ヨーロッパと日本の歴史の中から、印象深いトピックをみていきます。

❶ ヨーロッパのハンセン病差別の歴史とキリスト教

ハンセン病の発祥地には諸説ありますが、紀元前から存在し、アレクサンダー大王の東征（紀元前4世紀）やゲルマン民族大移動（4～6世紀）、十字軍のエルサレムへの遠征（11～13世紀）などで中東・ヨーロッパに広がりました。

3世紀にはキリスト教の教会が「ラザレット」という施設をつくり、患者を「救済」するようになります。患者の増加とともに、国による施設「癩病院」がつくられ、法律で強制入所させるようになりました。

「異端の罪のメタファー」とされた中世ヨーロッパのハンセン病

中世ヨーロッパでは、最大の罪は異端、つまりキリスト教の正統な教義に背くことでし

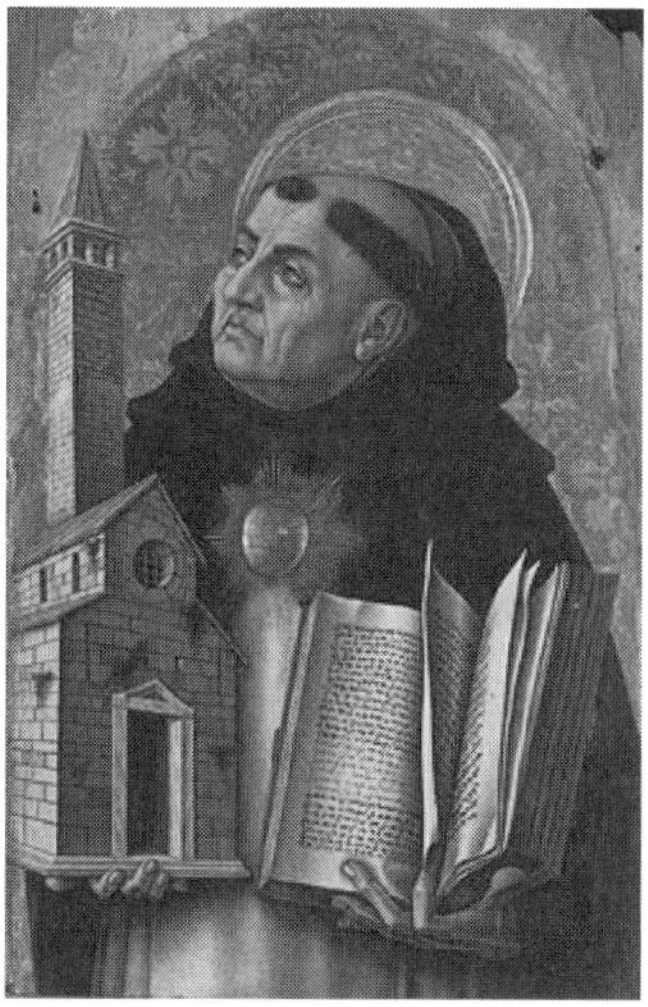

トマス・アクィナス

た。ハンセン病は異端の罪のメタファー（隠喩《いんゆ》）として使われたのです。それを福音宣教したのが、カトリック教会と聖公会の聖人であるイタリアの神学者トマス・アクィナス（１２２５頃〜74年）です。トマス・アクィナスが初学者向けに書いた教科書『神学大全《しんがくたいぜん》』では、「およそ死体の汚れなるものは、霊魂の死にほかならぬところの、罪の汚れを表示する〔…〕これにたいして、らい病の汚れは異端的な教えの汚れを表示するものである。なぜかといえば、異端的な教えは、らい病と同じく伝染的」だからである（稲垣良典訳、創文社、１９７７年）と、ハンセン病と異端を同様に「汚れ」たものとして扱い、徹底的に排除しています。

信者の共同体から切り離して収容する儀式

教会も民衆もその考えに従いました。ハンセン病患者を癩病院に収容する前に、信者た

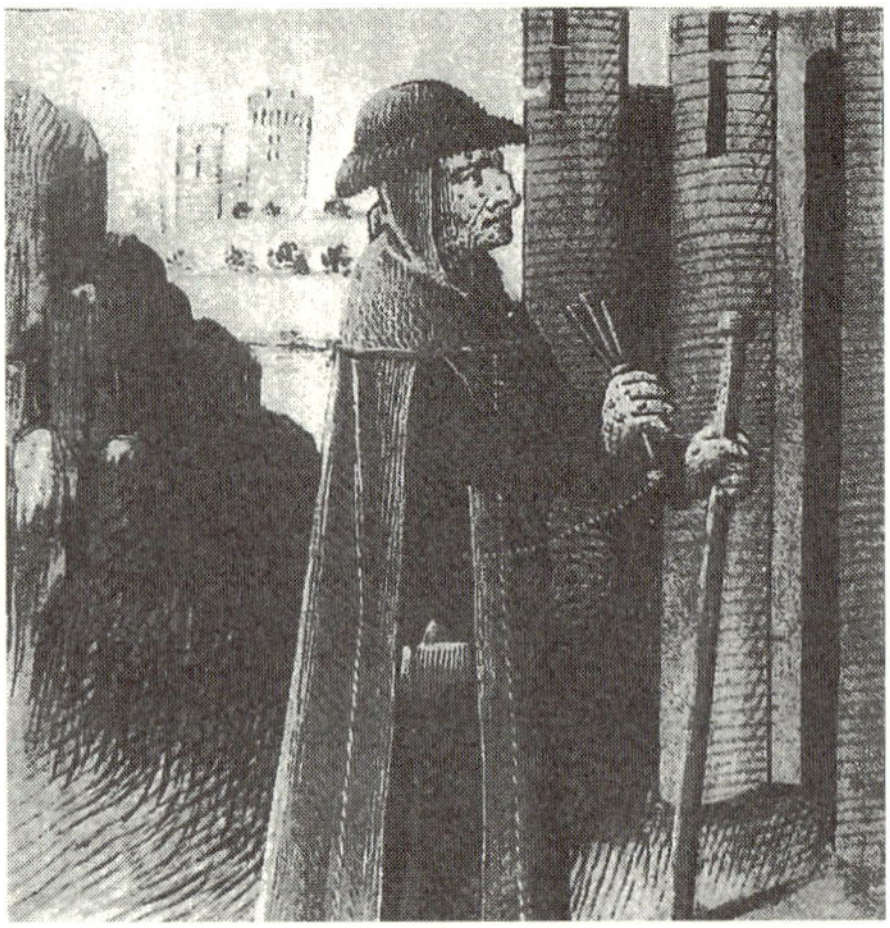

木片を鳴らして歩くハンセン病患者

ちの共同体から排除するために行われたのが「模擬埋葬」という儀式です。フランスでは、「司祭が不幸な患者を教会の前庭で迎え、決定された措置を告げる。そして、中央に霊柩《れいきゅう》台を設置して黒布をはりめぐらした聖堂に導き、〔…〕癩病人は黒いヴェールでおおわれ、床石の上にねかされて、その上にシャベルで何回か土がかけられ」ました。教区によっては、「教会に隣接した墓地まで行列して行き、数分間実際に墓穴におろす」ことまでしたといいます（引用は、ジャック・リュフィエ、ジャン＝シャルル・スールニア『ペストからエイズまで――人間史における疫病』仲澤紀雄訳、国文社、１９８８年）。

　このようにしてハンセン病患者は信者の共同体から切り離され、「癩病院」に入れられました。外出は許されましたが、右の絵のように、患者とわかる特別な衣服か目印をつけ、木片を鳴らして歩くことを強いられました。宗教祭式は教会の遠くから参列すること、祭式における聖体拝領のパンは、司祭が板に載せて差し出す場合でなければ拝受してはいけない、ハンセン病患者の子どもの洗礼は一般の子どもと区別して行うなど、ハンセン病患者が守らなければならない制限と禁令を記したものは数ページにも及びました。

中世ヨーロッパの農村では、原因不明の死や動物の疫病、天候不順などが起こると、ハンセン病患者の呪いとみなされ、癩病院が襲撃され、患者が大量虐殺されました。ハンセン病患者は「残酷な運命をユダヤ人と分かち合った」とされます（ユダヤ人もヨーロッパでは差別される存在でした）。「人類の歴史を通じて、これほど大人数の集団に対して、これほど長期間にわたり、これほど理由なく、このような残酷さが冒された例はほかにない」（ジャック・リュフィエほか前掲書）といわれるほどです。

中世ヨーロッパは差別的な社会だったということは、私もイメージしていたのですが、これらの事実を知って、ここまでかと正直驚きました。さらに驚いたことに、こうした中世的差別が近年まで残っていた例があるのです。１９６８年、アメリカのホセ・ラミレス・ジュニアさんは、カーヴィル療養所（ルイジアナ州）に収容される際に、テキサス州の病院から霊柩車（遺体を乗せて運ぶ車）で移送されたことを回想しています。18時間にわたる１２００キロの長旅を、狭く暗い霊柩車に寝かせられ、運ばれました。生きているのに死者として扱われるなんて、どんな心地がしたでしょうか。カーヴィル療養所に連れてこられたほかの患者は、足枷《あしかせ》をされ、ナチスによるユダヤ人移送を思わせる列車に乗せられてきたそうです。家族と離れ、既婚者は離婚を強制されての収容でした。

療養所でもう一つ、ホセさんにナチスによるホロコースト[*1]を連想させたのは、患者が個人番号で管理されることでした。刺青《いれずみ》こそされなかったものの（ナチスは強制収容所で腕に番号を刺青して収容者を管理しました）、2855という番号がホセさんに与えられました（ハンセン病フォーラム編『ハンセン病　日本と世界』工作舎、2016年）。

日本におけるハンセン病患者救済

日本では、古くは『日本書紀』（720年）に、朝鮮半島の百済《ペクチェ》からの渡来人の中に患者がいたことが記されていますが、その後、仏教の普及とともに、ハンセン病は前世に犯した罪に対して与えられた罰であるという考えが広がり、「天刑病《てんけいびょう》」（天が罰として与えた病気）、「業病《ごうびょう》」（前世での悪事のためにかかった病気）と呼ばれるようになりました。患者は故郷の家を出て放浪したり、大寺院の近くに集まって暮らすようになりました。こうした患者たちの救済事業を行った日本人は、中世においては鎌倉時代の極楽寺（鎌倉市）の僧侶忍性《にんしょう》を除いてはほとんど例がありません（忍性については、第3章で詳しく触れます）。

16・17世紀になると、ヨーロッパの宣教師たちが来日し、大分、大坂、京都、長崎などにハンセン病患者のための病院をつくりました。しかし、豊臣秀吉や徳川幕府のキリシタン迫害により壊滅させられたのです（山本俊一『増補　日本らい史』東京大学出版会、1997年）。ハンセン病患者たちは身を寄せる場所を失い、四国を遍路するなど、放浪生活を余儀なくされました。熊本の本妙寺《ほんみょうじ》、山梨の身延山《みのぶさん》久遠寺《くおんじ》などの大きな寺院には、病気の快癒を祈ると同時に参拝者に施しを求めるために患者たちが集まり、周辺にスラムを形成していきました。

明治期に入り日本に伝道にやってきた外国人宣教師たちは、劣悪な環境下で暮らすハンセン病患者の実態を目の当たりにし「救済」の必要を感じ、神山復生《こうやまふくせい》病院（静岡、1889年）、回春《かいしゅん》病院（熊本、1895年）など5カ所の私立療養所をつくります。

一方明治政府は、欧米列強のような「一等国」を目指し、ハンセン病を克服しつつあったヨーロッパに比べ日本には3万人以上も患者がいることを「恥」と考えていました。1907（明治40）年、法律「癩予防ニ関スル件」をつくり、浮浪患者の隔離を始めます。

＊1　1933年から45年、ナチスドイツと同盟国が、ヨーロッパのユダヤ人約600万人を迫害し大虐殺をしたこと。古代ユダヤ教の祭事における「丸焼きの供物」に由来する語。

絶対隔離政策の開始と「救癩」思想――沖縄を例に

沖縄はハンセン病患者がいない集落はないといわれるほど、人口比で患者数が多い県でした。沖縄県の患者は九州連合の公立九州療養所（現菊池恵楓園）に入所していましたが、船会社が沖縄から九州への患者移送を嫌い、沖縄県による患者の経費負担の問題もあり、沖縄県は1928年分の分担金を滞納し、九州連合を脱退したため、沖縄の患者は入所できる療養所を失っていました。[*2] 患者たちは洞窟やバクチャ屋《ヤー》[*3]と呼ばれる掘立て小屋に集まって暮らさざるを得ませんでした。その状態があまりに悲惨だったため、沖縄本島にもハンセン病療養所を建設しようという動きがありましたが、住民の差別感情が強く、嵐山《あらしやま》事件[*4]や屋部《やぶ》の焼き打ち事件[*5]など、暴力的な反対運動が続発していました。

これらの事件を受けて、沖縄県では療養所への患者の収容が急速に進展します。その基となった考え方が「救癩《きゅうらい》」思想です。「気の毒な」ハンセン病患者を見つけて収容することが「救済」であり、それこそが「正しい」という考え方です。中心となったのは、35年5月に設立された、キリスト教「救癩」運動団体「沖縄ＭＴＬ」[*6]と、同年10月に開設された星塚敬愛園（鹿児島）の初代園長となった林文雄でした。林はＭＴＬのパンフレットに次のように書いています。沖縄のハンセン病患者は「奴隷以下」の「獣の如《ごと》」きもので、「行くべき所を知らずして放浪より放浪に、病菌は無限に沖縄の幼少年の中に撒《ま》かれるのである。急務は彼等の隔離すべき場所を与えることである。〔…〕20世紀の奴隷解放は、正しく沖縄の癩救済の他にはない」（上原信雄編『沖縄救癩史』沖縄らい予防協会、1964年）。

そして林は35年、沖縄と奄美で日本初の大規模な収容作戦を敢行。沖縄MTLは、炊き出し、食料や薬、毛布の調達などで大いに協力しました。「沖縄救癩の開花したクライマックス」（上原編前掲書）と呼ばれるもので、245人が各地から星塚敬愛園に収容されまし

*2　1931年に宮古保養院ができましたが、小規模で、沖縄本島からの入所はできませんでした。

*3　沖縄では死者を土葬した後数年して白骨化した骨を掘り出して洗い、骨壺に収める「洗骨」の風習があります。土葬で使用した棺を建材としてハンセン病患者はバクチャ屋を建てて暮らしていました。そこで博打《ばくち》をしていたことからこの呼び名が生まれました。

*4　31年、沖縄県が3カ所目の候補地、国頭郡羽地村《くにがみぐんはねじそん》（現名護市羽地）の嵐山丘陵にハンセン病療養所の建設を計画したところ、周辺住民が起こした反対運動。住民39人が逮捕され、小学校が「同盟休校」するなどの事態に発展しました。

*5　35年、名護町屋部に、那覇などのハンセン病患者を「救済」すべく集めたところ、周辺住民が患者の小屋を焼き打ちし、排除した事件。

*6　Mission to Lepers の略。Leper は英語でハンセン病のこと。

た。自宅の裏庭で生活する人までが家族から引き離され、柱にしがみついて抵抗したと証言する人もいます。[*7]「救癩」思想はこうしたところに帰結したのです。[*8]

「救癩」思想の問題点を、徳田靖之弁護士は『感染症と差別』で厳しく批判しています。

何故に「奴隷以下」とか「獣」という表現を用いたのか〔…〕ある崇高な行いを際立たせるために、その行いの対象とされた人たちを、意識して、ことさらに悲惨極まりない存在として描き出すことは、歴史上しばしば行われてきた。その犯罪性は次の二点にある〔…〕その一は、対象とされる人たちを、一人ひとりの尊厳を有する人格の主体としての人間としてみないということである。対象を非人間化している点において、患者に対する偏見差別の陰湿な現れにすぎないのではないか。その二は、そうした対象の把握を自らの行為を美化、正当化するために行うということである。青木師（青木恵哉のこと－引用者）らは、患者らの人間の尊厳をかけた「た

＊7　「らい予防法」違憲国家賠償請求訴訟原告への本人尋問。
＊8　沖縄についての記述は、上原編前掲書のほかに、森川恭剛『ハンセン病差別被害の法的研究』法律文化社、２００５年、犀川一夫『沖縄のハンセン病疫病史――時代と疫学』沖縄県ハンセン病予防協会、１９９３年、を主に参照しました。

青木恵哉と国頭愛楽園の設立

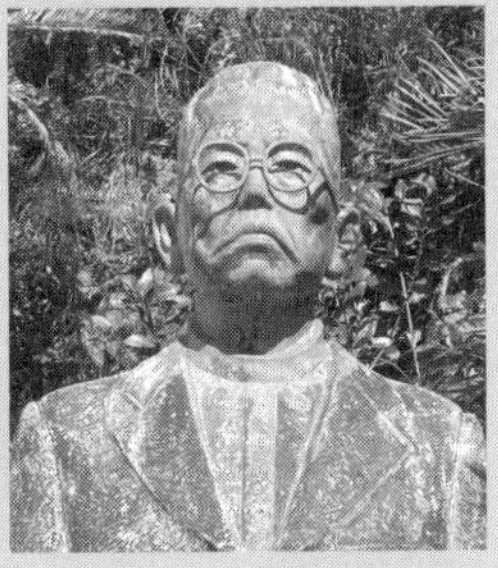

青木恵哉像（沖縄愛楽園内、2023年、著者撮影）

熊本で回春病院を開設していたイギリス人宣教師ハンナ・リデルは、牧師であり自身もハンセン病患者である青《あお》木《き》恵《けい》哉《さい》を1927年、沖縄に宣教に遣《つか》わしました。そこで待っていたのは、嵐山事件や屋部の焼き打ち事件などの厳しい迫害でした。青木牧師は迫害から逃れるため、バクチャ屋の患者らを連れて36年、無人島のジャルマ島に渡り、半年暮らします。そこには水がなく、人が住める状態ではありません。やむなく安住の地を求めて屋我地島《やがじしま》（現名護市）に15人の患者が上陸し、38年、国頭《くにがみ》愛楽園（現沖縄愛楽園）を設立しました。

2023年初めて沖縄愛楽園を訪れた時、患者が上陸した岸（**本書カバー裏写真**）に立ってみて、美しい珊瑚礁の海と患者たちの境遇との対比に目がくらむ思いがしました。そして、本書校了直前の2025年3月末、ジャルマ島をどうしても見たくて、再び愛楽園を訪ねました。愛楽園のある屋我地島へと続く屋我地大橋から500メートル沖に、地図に名前も載っていない小さな島が見えました（**下写真**、著者撮影）。水や食料は小船に乗って岸まで取りに行ったそうです。橋のたもとには「のがれの島」という碑が建っていました。

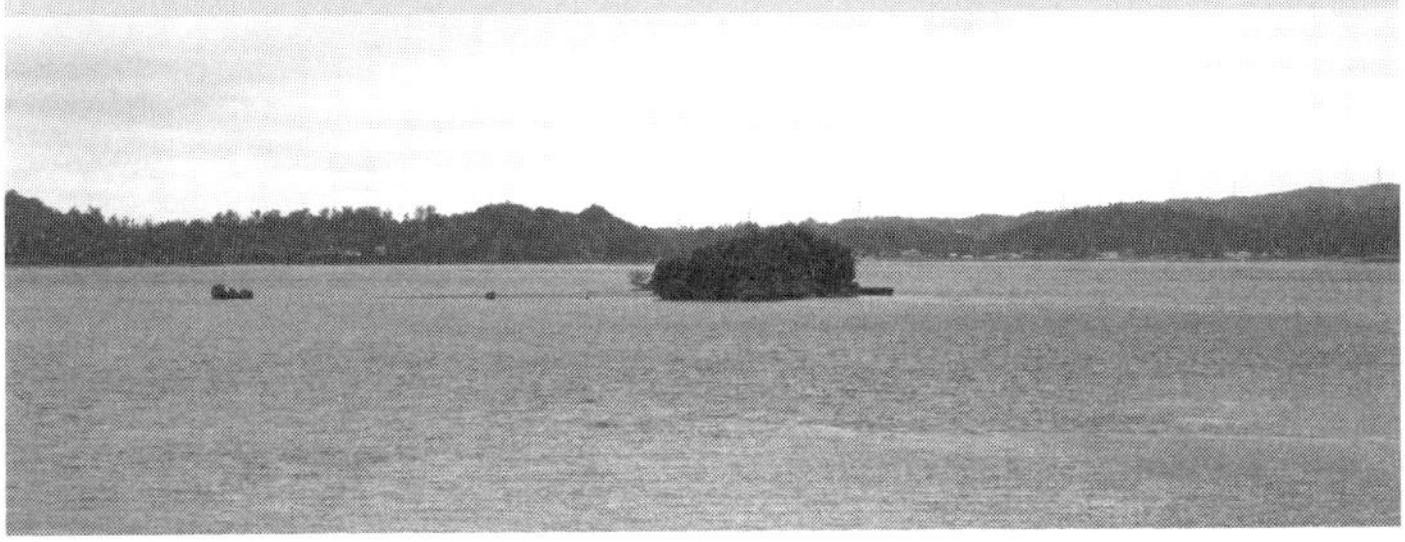

たかい」に共鳴しての支援ではなく、「奴隷以下」の哀れな人たちを救うという行為の「崇高性」酔いしれているのではないかということである。その故に、彼らには、その収容、隔離が患者に何をもたらすのかといった視点が全く欠落することになる。

（徳田前掲書）

聖書を手にしてみた

このことを考えるために、私は聖書を手にしてみました。聖書にハンセン病者の記述があります。

新約聖書のルカによる福音書第17章には、「重い皮膚病を患っている10人の人をいやす」という題名の話があります。イエスがエルサレムへ行く途中、サマリアとガリラヤの間を通ると、「重い皮膚病を患っている10人の人が出迎え」「『イエスさま、先生、どうか、わたしたちを憐《あわ》れんでください』と言った」。イエスは「『祭司たちのところに行って、体を見せなさい』と言われた。彼らは、そこへ行く途中で清くされた。その中の一人は、自分がいやされたのを知って、大声で神を賛美しながら戻って来た。そして、イエスの足もとにひれ伏して感謝した」（『聖書　日本聖書協会新共同訳』日本聖書協会、１９８７年、引用は

２０１１年版から）とあります。

１９９６年の「らい予防法」廃止を受けて、日本においても聖書の記述の見直しが行われました。旧約聖書では「ツァラアト」、新約聖書では「レプラ」という皮膚病を表す言葉が出てきます。これらは長い間ハンセン病のことだと解釈されてきました。「ツァラアト」は犯した罪への罰とされているので、ハンセン病は神からの罰であるとの偏見が植えつけられました。考古学や疫学の研究成果を反映して、こんにちでは「ツァラアト」は「重い皮膚病」に、「レプラ」は「規定の病」に書き変わっています。

先ほど引用した聖書の箇所を何度読んでも私には、病の中には「清く」されるべき「穢《けが》れた」病があり、この10人がかかっていた不治の病はイエスの力によってしか「清く」されなかった、ということを言っているとしか思えません。長い間これはハンセン病を指すと誰もが考えていたのであり、こんにちのキリスト教関係者がハンセン病のことではないと認定したり、病気の呼び名を変えても、植えつけられたハンセン病への差別観を変えることは難しい気がします。これはイエスによる奇跡の物語であり、イエスの偉大さを際立たせるには、病者の病は重く、生活は悲惨である必要があります。現存する病気の当事者が、聖書の記述によってどんな差別的被害を被るかなど、聖書を書いた人たちは想像もしていなかったのだと思います。

聖書のハンセン病差別に向き合う――荒井英子『ハンセン病とキリスト教』

聖書がハンセン病への差別を広げた事実について、聖書の記述の見直しが始まる前の時期から自省的に向き合ったキリスト者がいました。恵泉《けいせん》女学園大学（東京都多摩市）の教員だった荒井英子《あらいえいこ》さんです。多磨全生園《たまぜんしょうえん》（東京都東村山市）の中にある秋津教会で、一時期、牧師も務めました。

荒井さんは著書『ハンセン病とキリスト教』（岩波書店、1996年）の「あとがき」で、この問題との出合いを回想しています。全生園の文化祭で、初対面の入所者の高齢男性から投げかけられた言葉です。「あんた、キリスト教の牧師やてな。なんで聖書にはあんなに『らい病、らい病』て書いてあるんや。あんなに『らい、らい』言うから、わしらは差別されるんや。なんとか言うてみい」と。驚いたでしょうが、そこから荒井さんの思索が始まったといいます。

荒井さんがこの本を出版したのは、「らい予防法」が4月に廃止されたその年、1996年の12月です。長くなりますが、引用します。

「らい予防法」廃止に伴って、日本のキリスト教界では、聖書に記されている「らい病」「らい病人」の表記変更を求める動きが出始めている。むろん「言葉」の変更に異論はない。しかし、言葉の変更だけでは限界があることも認識しなければならない。たとえ聖書の「らい病」が、今日のハンセン病ではないと宣言しても、それで二千年以上にも及ぶ差別と抑圧の歴史が消えるわけではない。キリスト教には、長年「らい病」を罪のメタファーとして福音宣教してきた歴史があり、古代から現代に至るまで、修道院や「ラザレット」や各種の療養施設で、良きにつけ悪しきにつけ行ってきた医療・慈善事業等の歴史がある。病名は如何にあれ、数千年に渡《ママ》って重い皮膚病を患った一群の人々が、祭儀的に汚れた存在として隔離され、やがて倫理的に汚れた存在として「社会化」されていった事実を忘れ去るわけにはいかない。〔…〕言葉の変更は、差別の根源を隠蔽《いんぺい》するという矛盾を内在させやすい。（荒井前掲書）

私には聖書の記述の見直し問題を評価できませんが、荒井さんの著書を読んで、多磨全生園文化祭で出会った入所者からの問いかけに真摯《しんし》に向き合い、差別してきた側の当事者性を自覚して自らに問う姿勢に、多くを学ばされました。荒井さんは若くしてこの世を去られました。これから解明してもらいたいことがたくさんあったのに残念です。

❷「絶海の孤島」への隔離構想があった

かつて「救癩の父」と呼ばれた光田健輔《みつだけんすけ》という医師がいました。こんにちでは厳しい評価を受けている、ハンセン病問題の歴史を語る上での重要人物です。全生病院《ぜんせい》（現多磨全生園）の院長であり、1930年に日本初の国立病療養所・長島愛生園の初代園長となりました。

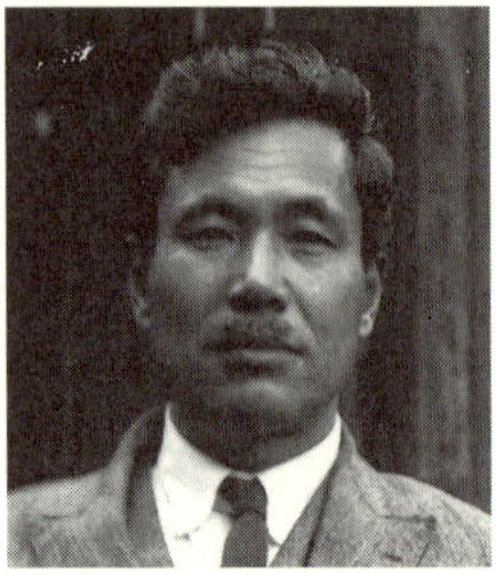

光田健輔（国立ハンセン病資料館提供）

07年、法律「癩予防ニ関スル件」ができ、浮浪患者の隔離が始まった後の時期、光田は、「絶海の孤島」構想を唱えていました。15年、内務省に提出した「癩予防ニ関スル意見」で展開しています。

『らい予防法』違憲国家賠償請求訴訟」の熊本地裁

判決（２００１年）を受けてつくられた「ハンセン病問題に関する検証会議」最終報告書（05年、以下、「検証会議最終報告書」）で、この構想について詳しく言及しています（以下はその内容を要約し、現代語に改め、ルビを加えたものです）。

「癩予防ニ関スル意見」で光田はハンセン病予防の第1案として全患者の離島隔離を挙げている。「患者の絶対的隔離は困難だという者がいるが、今日までの経験によれば、療養所に来た者で故郷に帰る者はいない。たとえ逃走しても必ず戻ってくるかほかの療養所に入るので、人権を問題にするような者は極めて少ない」と豪語する。

光田は意見書で第２案として、連合道府県立療養所の拡張・新設を挙げる。無籍で乞食《こじき》の患者は「絶海の孤島に送って逃走の念を絶つのがよい」とも述べ、例として小笠原諸島を挙げた。

光田は、内務省に設置された保健衛生調査会の委員として１９１７年、離島隔離の候補地となる沖縄県の西表島《いりおもて》、岡山県の鹿久居島《かくい》・長島を調査し、西表島を最適と結論した。光田の構想は、西表島に３カ所の「癩村」を設け、全患者をそこに隔離し、結婚を希望する者には、男性は輸精管切断、女性はエックス線照射により妊娠不能にさせる、裁判所・警察署・監獄を設け、監獄には患者の受刑者を収容する、患者には農業・林業・商業・加工業をさせる、というものである。

西表島を最適と判断した理由は、気候が温暖で自然に恵まれている、都会から隔絶され逃走の誘惑がないことであった。しかし、西表島はマラリアの蔓延地であるという問題点がある。光田は台湾のようなマラリア予防策をとればよいとしており、マラリアの蔓延地に全てのハンセン病患者を隔離しようという発想は、患者の生命を軽視したものと言わざるを得ない。

内務省は、西表島が絶海の孤島であり、マラリアの蔓延地であることを理由に同意せず、瀬戸内海か不知火《しらぬい》海に適地を選ぶように求め、1927年、光田は隔離の島として岡山県の長島を選定し、決定した。

こうした人権無視の離島隔離構想は、日本で私立のハンセン病療養所を運営していた外国人宣教師たちから厳しく批判されました。内務省保健衛生調査会が公立・私立のハンセン病療養所長・医長の意見を聞くために招集した会合（19年）で、日本人の公立療養所所長・医長が「患者を片づける」「小の虫を殺して大の虫を助ける」などと発言するのに対し、ハンナ・リデル（回春病院長）は「癩患者であっても人類の一員なので、たとえ隔離してもほかの人類と離すべきではない。人生の趣味嗜好も満たされるべきだ」と、ドルワル・

ド・レゼー（神山復生病院長）は、患者を「法律に背いた悪人のように罰すべきではない」と批判しました（引用は「検証会議最終報告書」から）。日本人療養所の医師たちは、社会から患者を駆逐することに躍起だったのです。

ナチスドイツも考えた「絶海の孤島」への隔離構想

「絶海の孤島」への隔離構想で思い出すのは、第二次世界大戦中、ナチスドイツによるユダヤ人のホロコーストで構想された「マダガスカル計画」です。ナチスはユダヤ人を自宅から追い出し、塀で囲まれた狭い区域「ゲットー」に集住させていました。それでは足りず、降伏させたフランスのヴィシー政権に、アフリカ大陸東岸のマダガスカル島にユダヤ人居留地を建設させ、強制的に「再定住」させる計画を立てていました。１９３８年にヒトラーにより正式に裁可され、40年から具体化します。戦争でイギリスに勝利して制海権を奪い、イギリスの海運力を使って移送しようと計画しましたが、戦争は長引き、構想は瓦解します。42年のヴァンゼー会議をへて、ユダヤ人絶滅政策へと突き進んでいきました。

私には、日本のハンセン病患者絶滅政策はこうしたプロセスと似ていると思えてならないのです。

渋沢栄一とハンセン病隔離政策

2024年7月から1万円札の肖像となり、NHKの大河ドラマ「青天を衝《つ》け」の主人公渋沢栄一のハンセン病問題との長い関わりは、あまり知られていません。

杉山博昭ノートルダム清心女子大学教授は、国立ハンセン病資料館主催の講演「渋沢栄一の生涯とハンセン病──その事績と功罪をめぐって」(2021年8月21日)で詳しく述べています(以下、同講演を参照)。

渋沢は、日本初の生活困窮者対策施設として1872年、東京に設立された「養育院」に関わり、79年からは院長となります。そこに医師として赴任してきたのが光田健輔です。養育院の入所者の中にはハンセン病などさまざまな病気の人もいて、光田は集団生活でのハンセン病拡大を防止するため、患者の隔離を渋沢に進言、日本初の隔離病室「回春病室」が院内につくられました。

渋沢はハンセン病について、「恐るべき伝染病」であり、対策を外国人宣教師に頼らず日本人自ら行うべきと考えていました。「癩予防ニ関スル件」(1907年)の制定を議論した大隈重信の私邸での会合にも参加していました。

渋沢は31年設立の癩予防協会の初代会頭となりその年に死去したので、運営には直接関わりませんでしたが、無らい県運動や、国策としての隔離政策の遂行を掲げた同協会の設立を内務省に働きかけた人物。杉山氏は同講演で渋沢の果たした役割を、「国民と隔離政策をつなげる」ものだったと総括しています。

光田は手記『愛生園日記──ライとたたかった六十年の記録』(毎日新聞社、1958年)で、渋沢の死去に際し「渋沢氏がいなかったら、日本の救ライ事業はここまで進んだであろうか」「渋沢栄一伝の編纂者が〔…〕ライ予防事業に尽力せられた功績について、書きもらしているのは残念なことである」と讃えました。

❸ 戦争と絶対隔離政策
——戦前の「無らい県運動」

1931年「癩予防法」——絶対隔離政策の推進

日本のハンセン病政策は絶対隔離政策といわれ、法的根拠とされたのは1907年「癩予防ニ関スル件」、31年「癩予防法」、53年「らい予防法」でした。そのことを戦争政策との関連で考えてみたいと思います。「癩予防法」ができたこの年は、日本が「満洲事変[*9]」

＊9 1931年9月18日、中国東北地方の奉天(現遼寧省瀋陽市)郊外の柳条湖で、日本の関東軍が南満洲鉄道の線路を爆破したこと(柳条湖事件)に始まる侵略戦争。

で中国・東南アジアを侵略した「十五年戦争」に突入した年です。この２つの年が一致しているのは偶然とは思えません。

このころ光田健輔は次のように主張していました。

軍人は国の為《た》めに屍《しかばね》を満洲の野に曝《さら》すを潔《いさぎよし》とし、進んで国難に赴いた。銃後の人は之《こ》れを支持するに勉めた。それと同じく我等も村の浄化の為めにも自分の疾病を治す為めにも進んで療養所に行くべきである。

（「癩多き村の浄化運動」、長島愛生園慰安会『愛生』１９３４年12月号）

当時政府は、戦争遂行のために「国民体力の向上」を叫んでいました。ハンセン病患者などは療養所に隔離し、社会には軍人・軍属として徴用できる壮健な若者と、銃後を守る人だけにすることが重視されたのです。光田の文章の題がまさに「癩多き村の浄化運動」であり、兵士が戦争に行くようにハンセン病患者は療養所へ行くことが「浄化」だと美化しました。「浄化」とは汚いものを除去することです。文中、光田は「我等も」と書いていますが、「浄化」される側に光田自身が入っていないのは明白で、ハンセン病患者のために〝献身する〟医師が療養所に患者を送り込む方便です。というのも、１９１５年ころからすでに光田は療養所の入所者に対して、断種手術を始めていました。絶対隔離政策は、断種・堕胎・嬰児殺を含む絶滅政策でしたから、まるで「ハーメルンの笛吹き男」のような光田についていくと、患者が想像もしない処遇が待っていたのです。

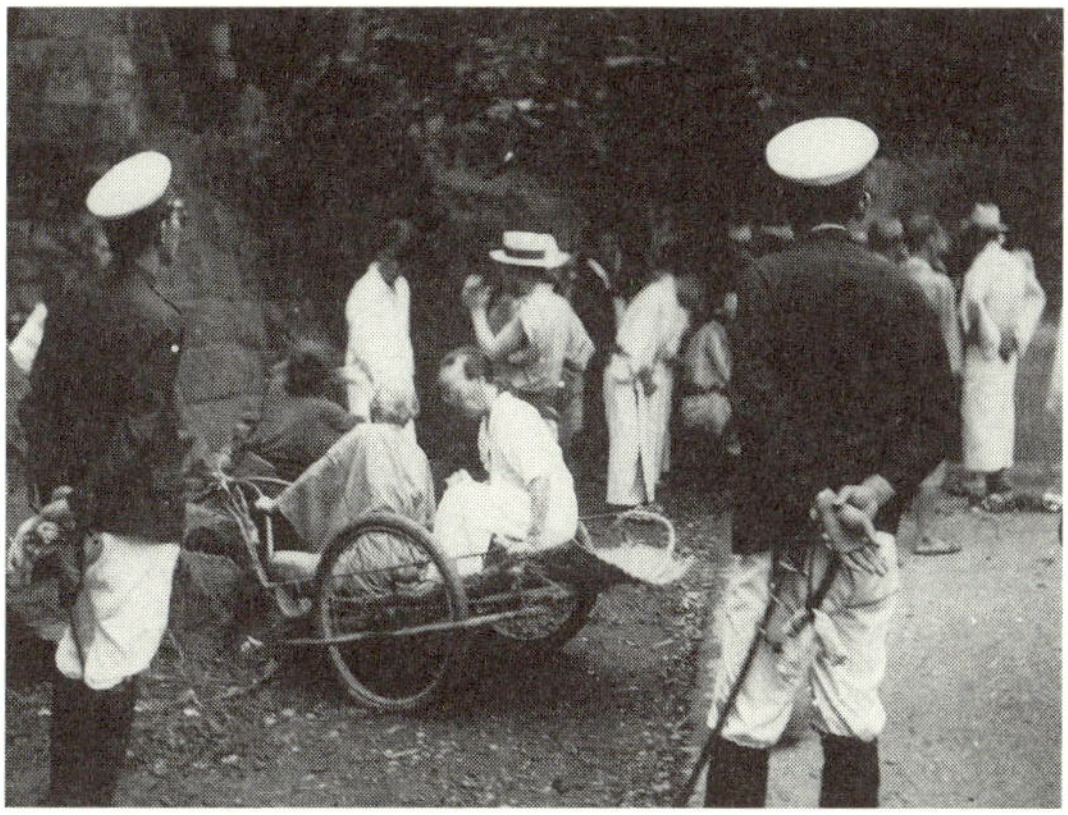

1940年7月の本妙寺事件。この収容で集落は解散させられた（国立ハンセン病資料館提供）

県同士を競わせ、密告を推奨
——焼きつけられたスティグマ

そこで、患者の収容強化のために行われたのが「無らい県運動」です。1930年代から40年代、文字通り「ハンセン病患者のいない県」にしようと、国が主導し、県同士を競わせ、役所と療養所、住民が一体となって取り組まれました。衛生警察が家の奥や山中の小屋でひっそり暮らしていた患者を探し出し、暴力的に収容することもありました。住民には当然、密告が推奨されました。

1940年に熊本で起こった本妙寺事件（**前ページ写真**）はとくに大規模だったことで知られています。7月9日早朝、本妙寺周辺のハンセン病患者の集落で、あらかじめチョークで印をつけておいた家を、警察や九州療養所の職員など220人が襲い、157人の患者を「検挙」、各地の療養所へ送りました。患者の家は焼き払われ、跡地は真っ白くなるまで消毒されました。本書第1章で紹介した林力さんのお父さんの収容の例と同じです。こうしてスティグマ（烙印《らくいん》）が焼きつけられていきました。

大きな役割を果たした皇室

一方で、療養所とは「夢の国」であり、進んで入りましょうというのが「無らい県運動」でもあります。大きな役割を果たしたのが皇室で、その象徴が貞明《ていめい》皇太后です（大正天皇の妻・節子《さだこ》、26年の天皇の死去に伴い皇太后）。31年、皇太后は御手許金《おてもときん》（皇族の私有財産）を下賜《かし》（上の者が下の者に与えること）し、それを基に癩予防協会（初代会頭・渋沢栄一）が設立されました。

32年には大宮御所（皇太后の御所）の歌会で、「癩患者を慰めて」の兼題を出し、ほかの参加者にもこの題で歌を詠むことを求め、自らは「つれづれの友となりても慰めよ行くこ

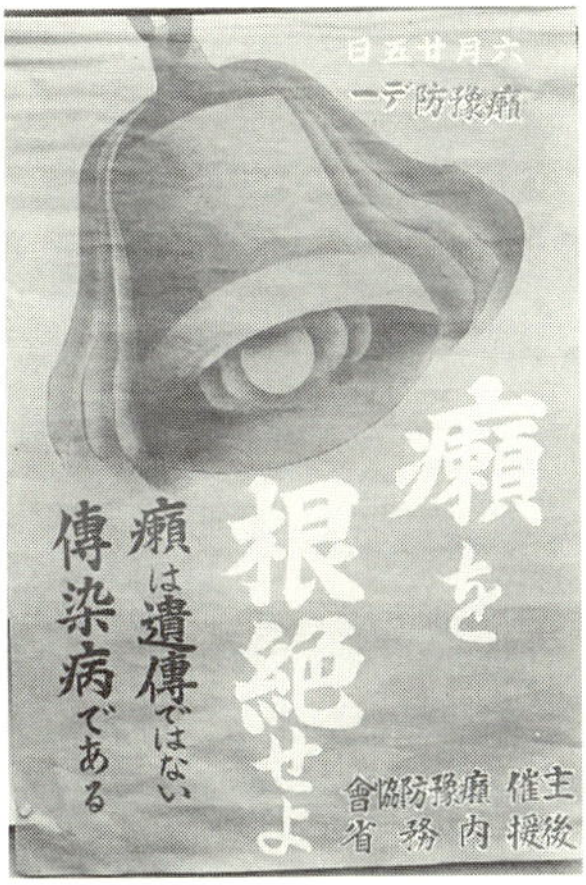

1933年から癩予防協会が貞明皇太后の誕生日6月25日を「癩予防デー」とした。35年のポスター（国立ハンセン病資料館提供）

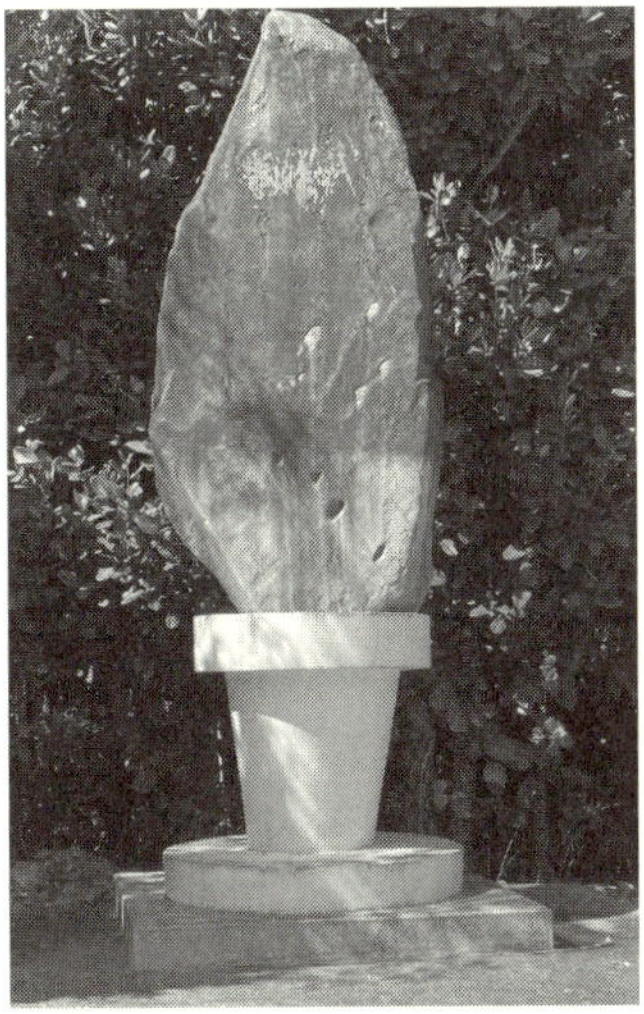

沖縄愛楽園にある貞明皇太后の歌碑（2023年、著者撮影）

とかたきわれにかはりて」という歌を詠んでいます。患者のもとへ行くことが難しい私に代わって、長く患者の友となって慰めてほしい、という意味です。この歌は「御歌《みうた》」と呼ばれ、現在も各地の療養所に歌碑があります。山田耕筰が曲をつけ、療養所で君が代に次いで歌われ、その次に園歌の順で歌われました。沢知《とも》恵《え》は『うたに刻まれたハンセン病隔離の歴史――園歌はうたう』（岩波ブックレット、2022年）で、「『国歌―御歌―園歌』というピラミッド構図が見て取れます」と指摘します。

「御歌」について光田健輔は『愛生園日記』に記しています。

皇太后さまがとくにライ者のことにみ心をかけさせられることはしばしば書いたが、愛生園が発足した翌年の昭和六年十月には、「患者慰安会」の資金として三千円の御下賜のお沙汰をいただいた。それから翌年の十一月、大宮御所の月次《つきなみ》お歌会には「ライ者を慰めて」という兼題をお出しになった。このとき東久邇宮聰子内親王のお歌は、

ひたぶるに言ひな嘆きそいやすべきくすしも
出でむひらけ行く世は

とライ者を慰められたのであった。私はライのくすし（医師）として新たな決意が身内にみなぎった。

皇太后さまのお歌は、

つれづれの友となりても慰めよ行くこと難きわれに代りて

というのであった。そしてお歌を入江皇太后大夫が写されて、翌、昭和八年五月二十八日に、大宮御所でお育てになった楓《かえで》の若木百五十本とともに、全国の各療養所へお下げ渡しになった。

光田は35年、大宮御所で皇太后に「単独謁見」した時のことも前掲書に書いています。

光田が「１万人収容を目標としなければ、ライ予防の目的は達せられないと思います[*10]」と述べると、皇太后は「からだをたいせつにしてこの道につくすよう」と言葉をかけた、という話です。

　絶対隔離政策への国民の理解を得るために、貞明皇太后を利用することを発案したのは内務省で、安達謙蔵内務大臣が直接皇太后から同意を得ています。発想の起源は奈良時代に遡り、聖武《しょうむ》天皇の妻光明《こうみょう》皇后の「膿《う》吸《み》い」伝説といわれます。７４５年ころ皇后は法華《ほっけ》寺《じ》（奈良市）を開き、日本最古の風呂といわれる「浴室《からふろ》」で病人１０００人を湯浴させました。身体中が腫《は》れて臭気のする病人の膿を皇后が口で吸うと、たちまち病が消え、光明を放ち天に昇っていったという説話です。貞明皇太后が用いられたのは、この伝承を現代に再現する意味があったと考えられます。

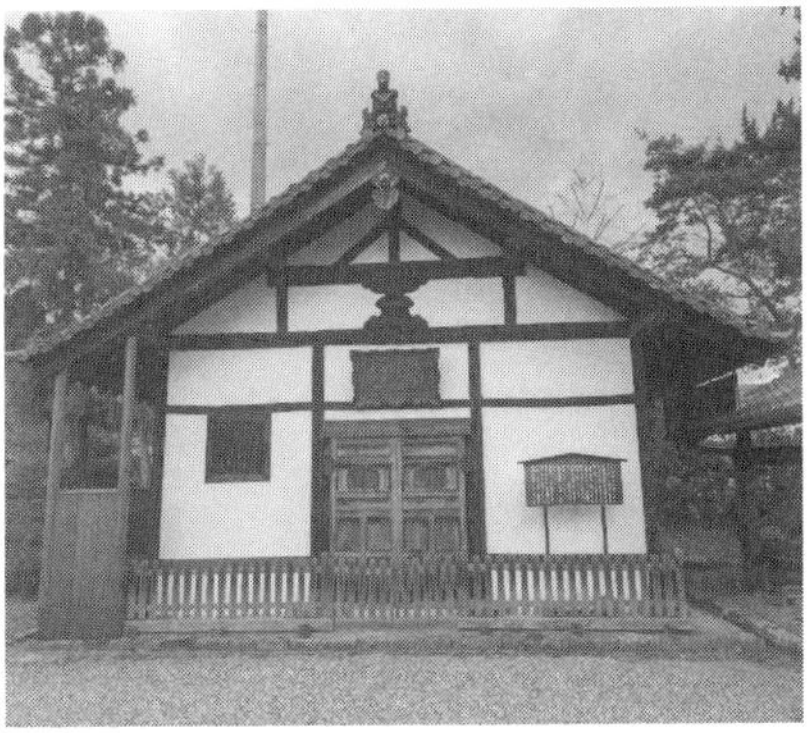

光明皇后が病人を湯浴させた「浴室」。江戸時代1766年に再建（2024年、伊藤知代氏撮影）

＊10　当時「無らい県運動」の中で、ハンセン病療養所の１万床増床計画が進められていました。

映画にもなった小川正子のベストセラー『小島の春』

「無らい県運動」に大きな影響を与えた人物に小川正子医師（１９０２～43年）がいます。山梨県東山梨郡春日居町《かすがいちょう》（現笛吹市《ふえふきし》）で生まれ、女学校を出て結婚しますが、離婚。医師を志し、光田健輔に心酔してハンセン病患者の「救済」に身を投じる決意をします。何度も懇願した結果、32年、手荷物一つで押しかける形で、長島愛生園の医師となります。

小川は光田の指示で、四国や瀬戸内の島々を回って検診し、患者を見つけると、療養所に入るよう説得する活動に邁進《まいしん》しました。この活動の過労から、結核を発病し、41歳の若さでこの世を去ります。療養中に光田の勧めで書いた収容活動の手記が『小島の春』（長崎書店、１９３８年）です。22万冊、２２０版のベストセラーとなり、40年には映画化されました。この映画はこの年の『キネマ旬報』ベストテン日本映画部門1位になりました。ちなみに、外国映画部門1位は、ナチスドイツがつくらせたベルリンオリンピックのプロパガンダ映画「民族の祭典」（レニ・リーフェンシュタール監督）でした。

映画「小島の春」の主役は「小山《こやま》先生」という女性医師で、演じる女優は夏川静江。その姿が大写しになると、清楚な美しさに息をのむほどです。ハンセン病は古くから「業病」

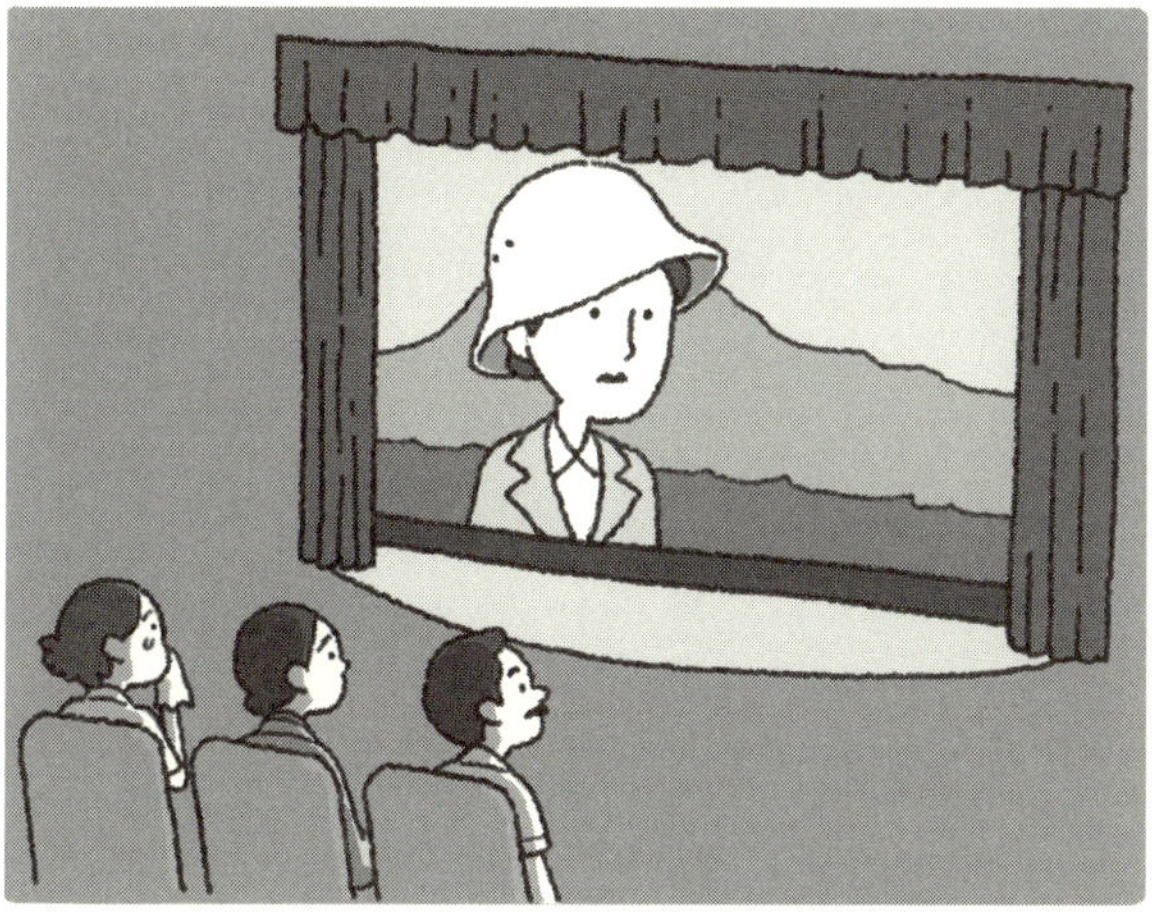

映画「小島の春」（豊田四郎監督、東宝、著作権の関係でイラスト化。イラスト：佐々木こづえ）。YouTube で見ることができる

といわれ、30年代の農村では、人々はハンセン病を「血統」（遺伝）によるものだと思い込んでいました。小山医師は説明会を開いてハンセン病は感染症であることなどを詳しく説明します。

桃畑に掘立て小屋を建てて一人で10年も暮らしている女性を訪ね、「寂しいでしょうね。こんな所で一人でいるより、大勢で楽しく暮らした方がいいでしょう。私の勤めている長島の病院には、あなたのような病人が１２００人もいて、一つの村をつくって住んでいるの。そこへ行けば、みんな何の気がねもなしに、芝居や活動を見たり、浪花節を聞いたりして、元気で治療す

ることができるのよ。ラジオもあってよ。行きましょう」と優しく話しかけます。

小山医師が村で一番症状が重いと目している農家の横川。医師は一緒に療養所に連れ帰ろうと考えますが、子どもも多く、農作業も大変で拒み続けます。なんとか説得して「明日の朝7時に船着場」と約束したものの、若い妻（演じる女優は杉村春子）は麦畑の真ん中で泣いています。翌朝、時間になっても船着場に横川の姿はありません。村長と小山医師が家を訪ね、村長がついに「そんな体でいつまでもグズグズしていて、警察の方から行けと言われて行ったんじゃ、お互いにおもしろくないと思うから、わしが事を分けてあんたに頼んでいる」と脅すと……。

無垢《むく》な患者と、懸命に入所を促す若い女性医師、背景には瀬戸内の美しい島と海が広がります。観客は「どうか横川が決心して、船着場に来ますように」と祈るような気持ちで映画に見入るのです。これが「無らい県運動」におけるこの映画の効果といえます。

本の『小島の春』には、こんな一節があります。「そうしていま、その十一名（高知から療養所へ出発する患者のこと－引用者）は身を以て祖国を潔める救癩戦線の勇ましい闘士として、新らしき地に、われら唯一の戦場であり、また楽土である療養所に向けて出発する希望の朝だ。私達の列車も出征なのだ」（新装版、長崎出版、2003年）。兵士が戦地に行くように、ハンセン病患者は療養所へ行くべきだとの光田の言葉と重なります。

このころ、日本は満洲から中国全土へと侵略を広げ、1937年には日中戦争が始まります。38年には国家総動員法で、戦争のために人的・物的資源を統制する態勢ができました。そのさなかに出された『小島の春』と小川医師を、日本の知識人――評論家の小林秀雄、小説家の阿部知二、川端康成、戯作者の岸田國士《くにお》、憲法学者の宮澤俊義、政治学者の南原《なんばら》繁など――は絶賛しました（荒井英子前掲書）。このことの意味は問われなくてはいけないでしょう。

小川は1984年に旧春日居町名誉町民となり、母校には小川が詠んだ短歌の歌碑があります。私は2023年8月、小川正子記念館（笛吹市春日居郷土館内）を訪ねてみました。展示内容は、患者「救済」への功績を高く評価するものであり、小川による「収容」が患者たちにどんな結果をもたらしたかの考察は、見当たりませんでした。

◇ 小川正子記念館 ◇

住所：山梨県笛吹市春日居町寺本 170-1
電話：0553-26-5100
開館時間：9：00 ～ 17：00（入館 16：30 まで）
観覧料：一般・大学生 200 円（団体 160 円）
高・中・小学生 100 円（団体 80 円）
団体は 20 名以上　（特別展は別料金）

＊ 実際に観覧される場合はウェブサイトなどでご確認ください。

戦争中の療養所での高い死亡率はなぜ

小川正子医師が入所を促したハンセン病療養所とはどんな場所だったのでしょう。ここでは、太平洋戦争下での療養所の様子についての最近の研究をみてみます。

ハンセン病と子どもの問題で多くの業績がある清水寛埼玉大学名誉教授は、著書『太平洋戦争下の国立ハンセン病療養所――多磨全生園を中心に』（新日本出版社、２０１９年）で、アジア太平洋戦争が始まった１９４１年から戦後の占領期の47年までの、国立ハンセン病療養所入所者の死亡率を表にしています。

それによると、戦後に開設した駿河《するが》療養所（静岡県）を除く12園のうち10園で、この７年間の中で死亡率が最も高い年は１９４５年です。戦争が激しくなるにつれ、死亡率が高まる傾向がありました。中でも45年の死亡率が突出して高いのが、沖縄県の宮古南静園の31・９％と国頭愛楽園（47年から沖縄愛楽園）の26・４％です。ほかの10カ所の最多死亡率が平均９・６％であることと比べると、２～３倍となっています。

清水は「とくに宮古南静園の３割を超える死亡率の大きな要因には、米軍の空爆により園の施設がほとんど壊滅状態に陥り、職員は職場放棄し、在園者は四散して近隣部落の海岸付近などで避難壕《ごう》生活を送り、極度の栄養失調と各種疾病の悪化を生じ、とりわけマラリアに罹患《りかん》して病死する場合が多かったことが挙げられよう」（清水前掲書）と指摘しています。45年には99人が命を落としました。

そもそも療養所は「癩予防法」によって外出の自由がない隔離施設でした。空襲を受けても脱出することは許されず、疎開については検討もされていません。そのうえ、療養所は戦争以前から職員の配置がまったく不十分で、そこでの生活にかかわる多くが「患者作業」という名の強制労働で担われていました。労働でケガをしたり、疲労することで、入所者の病状は悪化し、手足や指先を失う人が続出しました。戦争期には無らい県運動で収容が強化され入所者が増加する一方で、職員は徴兵されて減少し、残された患者たちは、失明者や肢体不自由者までが食料増産や看護労働に駆り出され、体調を悪化させ、亡くなっていったのです。

療養所内で必死にたたかった患者たちの証言

療養所の中で戦火に怯《おび》えながら、患者たちは生きるためにたたかわなければなりませんでした。沖縄県ハンセン病証言集編集事務局編『沖縄県ハンセン病証言集　沖縄愛楽園編』

（沖縄愛楽園自治会、２００７年）には、沖縄戦[*11]を生き残った入所者の貴重な証言が記録されています。

　国頭愛楽園では、戦争が始まった当初は、生活棟と生活棟の間に「待避壕」をつくり避難していましたが、天井もなく簡単な土《ど》嚢《のう》を積んだだけの、15人程度入れるもので、空爆が激しくなると耐えられるものではありませんでした。１９４４年に早田《はやた》皓《ひろし》が園長として赴任すると、横穴式壕を掘ることを命じ、20もの壕が患者の手で掘られました（「早田壕」と呼ばれています）。次に引くのは壕掘りをした人の話です。

　「これじゃあ大変だ。これ爆弾で持つもんじゃない」と。すぐこの山の

◇ 沖縄愛楽園交流会館 ◇

沖縄戦や米軍統治下の様子、療養所入所者らの証言などを展示

住所：沖縄県名護市済井出 1192　沖縄愛楽園内
電話：0980-52-8453
開館時間：10:00 ～ 17:00（入館 16:30 まで）
休館日：月曜日、祝日、年末年始　**入館料**：無料
展示解説、園内案内、回復者の講話希望の場合、事前申込必要
ウェブサイト：http://www.yybb.jp/~airakuen/
E-mail：kouryu.airakuen@gmail.com

＊ 実際に観覧される場合はウェブサイトなどでご確認ください。
＊ 沖縄愛楽園内への立ち入りは感染症対策上制限されている可能性があります。

下にね、早田園長が早く壕を掘らせたんだよ。この壕のおかげで全部、命拾いしたんだよ。〔…〕そうじゃなかったら全部死んでおったよ。

僕はね、十・十空襲[*12]後から病棟壕の付き添いしてね。付き添いしながら、暇があったら合間に壕掘りもして。戦争中はもう、いつ死ぬか分からん。こっちはもう爆弾でじゃんじゃんやられているから。〔…〕

戦後はいろいろね、食料もないし栄養失調でね、マラリアは罹《かか》るしな、アギジャビヨー、全部マラリアで死によった。一日にもう五、六名はころころ。私なんか片付けるのに大変だったよ。昼は空襲でね、できなかったから、夜もっこに入れて壕から死体を出して担いで。そして向こうのカーラグヮー《河原》の近くの、今ごみ捨

＊11　沖縄戦は、1945年3月26日の慶良間《けらま》諸島への米軍上陸から始まり、沖縄本島を主な戦場とする地上戦です。米軍を沖縄にとどめて、本土決戦に備える時間稼ぎをすることが、日本軍の沖縄守備軍の任務でした。軍部は「沖縄決戦に備えよ」と沖縄県民を動員し、在宅のハンセン病患者の収容を強化しました。国頭愛楽園は38年の開園時には定員250人だったのが、44年の入所者は913人に膨れ上り、45年には252人が死亡しました。

＊12　44年10月10日の「十・十空襲」が沖縄への最初の大きな攻撃でした。軍人・民間人合計668人が死亡、那覇の町の9割が焼失し、5万人が焼け出されました。

て場があるでしょう、あっち側に全部埋葬しよったよ。戦後に落ち着いてから各郷里の人が出してから火葬して、納骨堂に納めた。（匿名、１９２６年生まれ、男性）

多磨全生園に44年に入所した大竹章さんは、著書『らいからの解放――その受難と闘い』（草土文化、１９７０年）の中で、各地の療養所での様子を詳細に記録しています。

すべての施設で、予算単価を割った。――劣悪なうえにも劣悪な待遇のもと、戦争に協力し、飢餓とたたかわなければならない状勢となった。〔…〕
繃帯《ほうたい》、ガーゼは柄入りの反物を裂き、何度も洗濯して使った。薬包紙をガーゼがわりにした施設もあり、材料不足による治療の不十分さは傷口に蛆虫《うじむし》を生じさせ、どんな症状も、快方に向かうことは望めなかった。〔…〕
暗くて寒く、じめじめした防空壕に、人に負われて退避することは、とりわけ重症者には苦痛であった。警報が長く、空襲が何回も続くと、病気がごね、栄養失調で抵抗力のない者たちにはてきめんにこたえた。彼我《ひが》の砲火が夜空をこがすことがあっても、このままにしておいてくれと弱々しく訴え、殆《ほとん》どかえりみられることもなく息の断えてゆく者が増えていった。〔…〕

実際、ばたばた死んだ。一体、何のために生れた命であったのか。黙って死んでゆくことが国のためだというのなら、国家とはどういうものなのか。〔…〕
火葬場の煙が絶える時がなく、保養園（青森の松丘保養園－引用者）では「お通夜療養所」という異名をとっていた。〔…〕
楽泉園（草津の栗生楽泉園－引用者）でも火葬は寮舎毎に当番で行なわれた。それは、いわば素人の仕事であり、薪《まき》も十分ではなく、焼き損じがあっても当然。しかし、にわか仕立ての「おんぼう」（隠亡。火葬を仕事とする人－引用者）たちは、それを恥じ、人々が拾骨式に集まる前に、なま焼けの手や足を裏手の谷に投げこんだのではないかといわれ、きのこやわらびを採りに行って迷い込むと、今でも白骨を見かけることがあり、死者の呼ぶ声を聞いたという者もいる。沢山のうらみごとが、死んでも死にきれない人間たちの絶叫が、谷間に長い尾をひいて、現代に生きる者たちに訴え続けているのであろうか。
（大竹前掲書）

ハンセン病療養所のこうした実態は、光田健輔が入所せよと発破をかけ、小川正子が島々を回って説諭した先にあるはずの「楽土」とはかけ離れたものでした。

❹ 胎児・臓器標本の謎

――これほどの人権侵害があるのか

118体の胎児標本が見つかる

『らい予防法』違憲国家賠償請求訴訟」で国の責任を認めた熊本地裁判決（2001年）を受けてつくられた「ハンセン病問題に関する検証会議」（以下「検証会議」）が、全国のハンセン病療養所と研究施設を調査したところ、114体の胎児標本が保管されていることが「判明」しました。報告書が出た後にさらに見つかり、118体となりました。以下は、「ハンセン病問題に関する検証会議最終報告書 別冊 胎児等標本調査報告」05年3月（以下「別冊報告」）を主に参照しています（基となる数字は確認胎児数が114体の時のもの）。

この時の「検証会議」による調査で胎児標本が見つかったのは、国立ハンセン病療養所5園とハンセン病研究センター（東京都東村山市）の合計6カ所。ここに含まれていなかった沖縄愛楽園の元職員が、１９８０年代に同園南東部の浜で胎児標本を火葬したと証言（「琉球新報」デジタル、２０２３年6月17日付）しているように、全てのハンセン病療養所に胎児標本があったと考えられています。これらは、人工妊娠中絶手術で母胎から摘出され、ホルマリンづけにされた胎児です。標本がつくられた時期は１９２４年から56年の32年間で、最も多いのは36～45年ころ。50年以上施設内で保管されていました。

前節でも述べたように、光田健輔医師は、全生病院の院長だった１９１５年に、ハンセン病患者に初めて断種手術（男性への不妊手術）を行い、その後全国の療養所に広まります。ほぼ同時期に女性への妊娠中絶手術も開始されたと推測されます。したがって、標本は15年から24年の間にも実際はつくられ、それらは解剖され研究に使われたため残っておらず、戦争期に研究に利用する医師が減ったことから、その後は標本がつくられただけで放置されたと考えられています。標本の半数には個人情報の記録がありません。

体長から推測して妊娠32週（9カ月）以降の胎児が約25％、36週（10カ月）以降が14％でした。妊娠37週から41週が正期産なので、出産まぎわでの妊娠中絶です。出産後医師や看護師が子どもを殺したという証言も多く、これは妊娠中絶ではなく、嬰児殺です。

胎児標本の状態は、研究や実験に使用したとすれば残るはずの切開痕や臓器摘出の痕跡がないものが80％でした。中には、無惨に両眼だけくりぬかれたものもあり、「解剖の常識を逸脱した」「生命そのものの尊厳をいたく冒涜《ぼうとく》」（「別冊報告」）するものが含まれていました。保管方法は杜撰《ずさん》で、ポリバケツに複数の標本が雑然と入れられ、その存在すら忘れられていたものもありました。空調のない、夏冬の温度差が激しい環境下で保管され、ホルマリンが蒸発し、ミイラ化した胎児も多数ありました。

１９４４年に星塚敬愛園に入所したAさんは、妊娠７カ月で人工妊娠中絶、胎児を標本

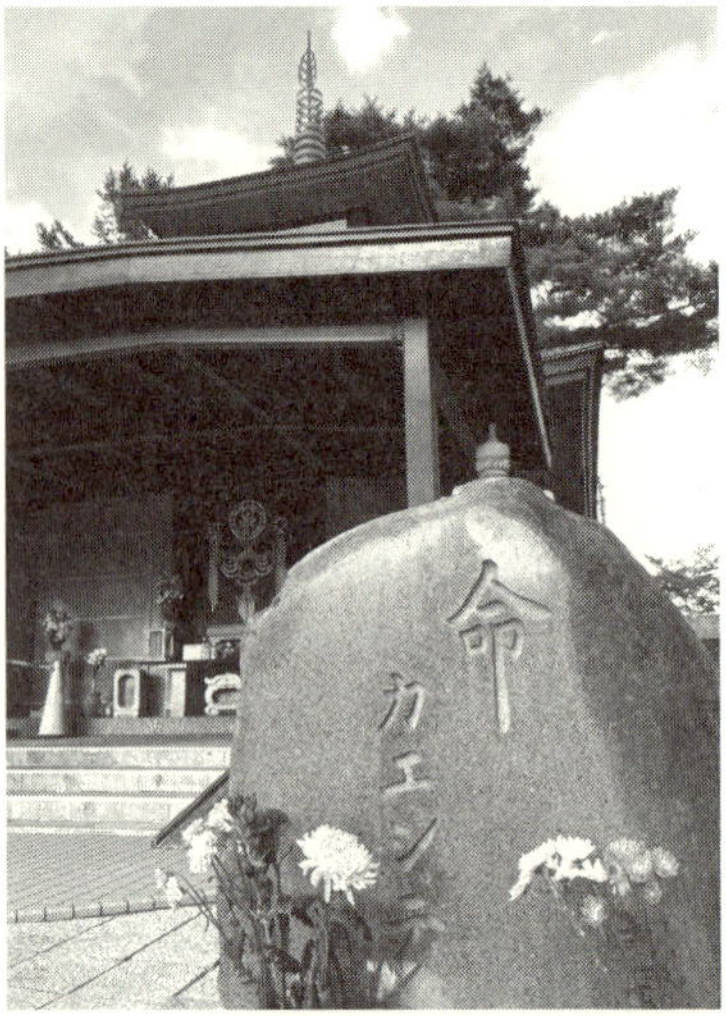

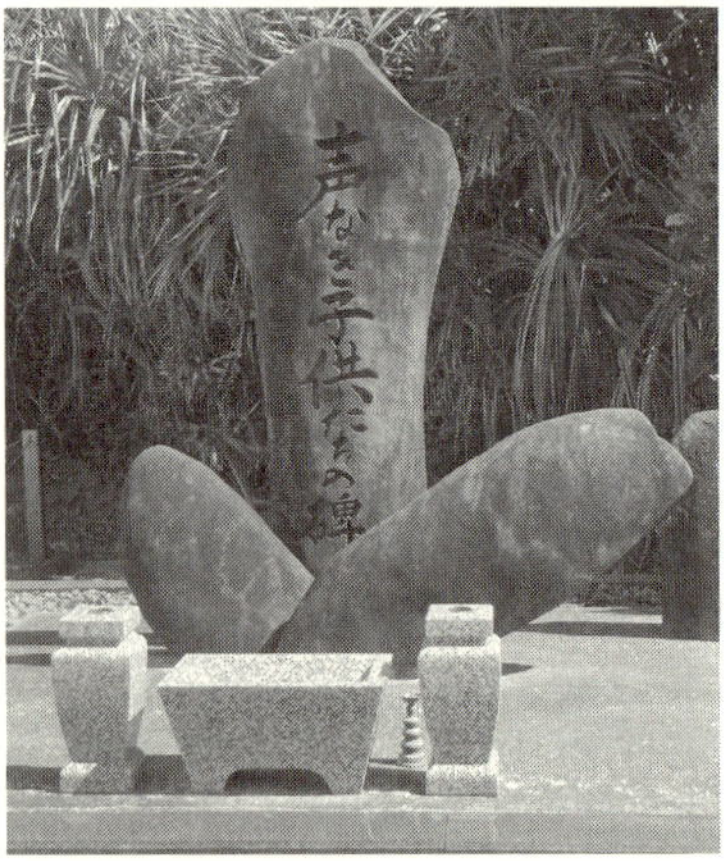

（上）栗生楽泉園の納骨堂と胎児慰霊碑（下）沖縄愛楽園の胎児慰霊碑（2024 年、23 年、いずれも著者撮影）

にされました。その後35年間、その事実すら知らされませんでした。ある時Aさんは施設内で偶然自分の名前が貼られた胎児標本を見つけます。Aさんは同じように子どもを奪われた母親たちとともに、「家族として自分たちに供養をさせてほしい」と、１万６０００筆の署名を集め、厚労省に提出しました（樫田秀樹「わが子をこの手に取り戻したい──強制堕胎させられた母親たち」『週刊金曜日』６０６号、２００６年５月19日、参照）。しかし、標本の多くは、療養所ごとに国によって火葬されてしまったのです。各地の療養所には、胎児の慰霊碑（**写真**）が建立されました。私は療養所を訪れる時には手を合わせています。

紛れもない殺人　嬰児殺

ハンセン病市民学会第５回シンポジウム（２０２４年10月12日）で、映像「ハンセン病療養所で受けた私の被害　断種・堕胎」[*13]（２０１９年）を見て、映像を製作した加藤めぐみさん（ハンセン病回復者支援センター）のお話を聞く機会がありました。

＊13　製作・著作：社会福祉法人恩賜財団　大阪府済生会、ハンセン病回復者支援センター。製作協力：「もういいかい」映画製作委員会。

映像で証言した3人の中で、嬰児殺にあたる話をされたのは本山孝雄さん(仮名)でした。本山さんは、62年間暮らした駿河療養所を2012年に82歳で退所しました。加藤さんは本山さんが療養所にいる時から訪問してお話をするなどしていましたが、退所後1年ほどたった時、1枚の写真を見せられたそうです。そこには小さな棺が写っていました。

映像での本山さんのお話は次のようなものです。

かつて、療養所では結婚の条件として断種が行われていました。結婚の届けを出す前に妻の妊娠が判明。妻は堕胎させられました。すでに胎児は大きく成長しており、取り出された子どもは生きていたそうです。廊下で待機していた本山さんは、手術の後に起こったことを鮮明に記憶していました。「うつむけにして、上からグッと押さえて、もう窒息やね」。医師によって子どもは殺されたのです。

「ハンセン病問題に関する検証会議」による全国の療養所の調査で胎児標本が発見された時、その中に本山さんの子どもの標本がありました。親の名が記されており、DNA鑑定で本山さんの子どもと確認されました。何十年もホルマリンの中にいた子どもは、ホルマリン臭を除去するため何度も洗浄され、皺《しわ》が伸ばされ、小さな棺に納められました。本山さんは妻と自分の名前から1字ずつ取って名前をつけ、荼毘《だび》に付したといいます。この時すでに本山さんの妻は他界していました。本山さんはどんな気持ちで一人で小さな棺を見つめたのでしょう。亡き妻に赤ん坊の変わり果てた姿を見せたかったでしょうか。考えるだに胸が締めつけられます。

嬰児殺は紛れもない殺人です。その責任はどのように追及されるべきでしょうか。標本が最後につくられたのは１９５６年で、「検証会議」が標本の存在を調査した２００３〜04年にはすでに公訴時効[*14]（殺人罪の場合25年）が成立しており、それを理由に厚労省は自らの組織の医師・看護師らを刑事告発しませんでした。

本山さんは１９５０年に20歳で入所しているので、出産は65年くらいまでの間と思われます。胎児標本が発見された時点では、40〜50年が経過しており、医師個人への刑事責任の追及はもう不可能でした。しかし、療養所関係者はそれまでずっと胎児標本の存在を知っており、嬰児殺の加害者も療養所で働き続けていたわけです。その間に内部告発などの方法で自浄能力が発揮されれば、刑事責任の追及は可能だったはずで、無駄に時間が経過したことが残念でなりません。法的責任が追及できないなら、問われるべきは倫理的責任ですが、それが慰霊碑の建立だとすると、なんともやり切れない思いが残ります。

＊14　犯罪が行われてから一定期間を過ぎると公訴が提起できなくなる制度（刑事訴訟法第２５０条）。２０１０年４月27日、殺人罪の公訴時効は廃止されました。

植民地朝鮮・小鹿島の療養所――処罰としての断種

話は変わりますが、日本の植民地だった朝鮮、台湾にも「癩予防法」が敷かれ、ハンセン病療養所ができました。朝鮮半島の南端に位置する小鹿島《ソロクト》につくられた小鹿島更生園では、日本国内の療養所を超えた過酷な入所者管理がされました。その一つが「処罰としての断種」です。滝尾英二『朝鮮ハンセン病史――日本植民地下の小鹿島《ソロクト》』（未來社、2001年）にこのころを振り返ったインタビューが掲載されています。

> 院内でも反日的だとか、反抗的だとか決めつけられれば断種です。それから院内で盗み等の事件が起こったら断種。断種ということがはじまると小鹿島では、男女の営みをしたりすれば有無を言わさず断種手術が加えられるようになりました。〔…〕ドイツで癩病患者などにそれをする法律があったでしょう。だから日本政府も「癩患者には全く治る見込みはない。子供を産んだって、カラスの子はカラスだし、山犬の子は山犬になるのだ」という考えで、患者が子供を持つことが出来ないようにしてしまったのです。
>
> （滝尾前掲書）

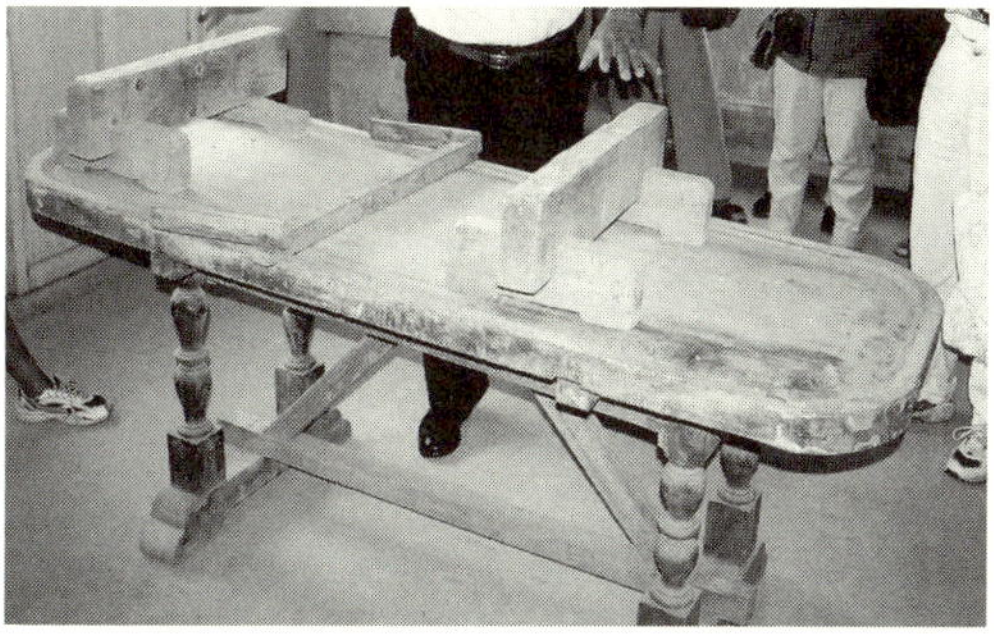

小鹿島更生園で使われていた断種台
（2001年、延和聰氏撮影）

取材当時70歳だったこの男性は、13歳の時、薪用に無断で木の小枝を切っただけで、処罰としての断種をされました。また、破傷風の菌を注射する人体実験が行われていたことも証言しています。

１９４２年、こうした残虐な支配への怒りが爆発し、小鹿島更生園の周防正季《すほうまさすえ》園長が刺殺される事件が起こります。刺した入所者は翌年死刑となりました。

本書執筆にあたり、こうした現場を見に行きたいと考えましたが、私自身の学習が不十分で、同地で起こった出来事を受け止める準備ができていません。次の機会に訪ねてみたいと思っています。

なぜ強制堕胎が行われたか――優生思想とハンセン病

日本の問題に戻って、では、なぜ強制堕胎が行われたのでしょうか（以下の記述は、主に「検

証会議報告書 第七 ハンセン病政策と優生政策の結合」を参照)。

1909年、癩予防法に基づいて開院した全生病院医長に光田健輔が着任。光田は患者の結婚を認めず、男女の居住区画を分けることを主張しましたが、女舎《おんなしゃ》を板塀《いたべい》で囲う程度しかできず、思惑通りにはいきませんでした。生まれた子どもは、光田が私費で里子に出したり、親が東京市内まで捨てに行ったりしていました。そこで光田は、患者管理の手段として性欲を利用することにします。男女一緒に収容し、療養所の患者作業を性別役割分業的に行うことで、経費を節減する意図もありました。アメリカで始まっていた男性への精系離断法(断種手術)を15年、ハンセン病患者に開始。国もこれを黙認していました。

こうした政策の背景には、19世紀後半にヨーロッパで広まった優生思想があります。「悪質」な遺伝形質を「淘汰《とうた》」し、「優良」な遺伝形質を保存することで、集団の遺伝的な質を向上させようというものです。ハンセン病患者は「社会的低格者」で「民族の衰退」を促すとされ、国家が生殖に介入してでも「発生予防」すべきと考えられていました。遺伝病でないハンセン病の患者に断種手術をすることが正当かどうかの検討はされず、その理由は、ハンセン病患者の子が社会生活を営むのが困難で、悲惨な状況になるからという点と、ハンセン病にかかりやすい体質の遺伝を防止する点に求められたのです。

当時の法律では、同意なく行えば、断種手術は刑法の傷害罪、人工妊娠中絶は堕胎罪に問われる恐れがあることから、合法的に行えるようにするため、20～30年代、帝国議会で優生法の立法化の動きが強まります。そして40年、ナチスドイツの遺伝病子孫防止法（断種法、33年成立）を参考に国民優生法をつくり、「遺伝性精神病」「遺伝性身体疾患」「遺伝性奇形」など5項目を指定し、人工妊娠中絶を合法化しました。同法案作成にはハンセン病患者の断種の実績が参考にされました。

そして戦後の48年、「不良な子孫の出生を防止」することを目的とする優生保護法ができました。戦前の国民優生法の規定に加え、任意の優生手術を認める対象に「本人又は配偶者が、癩疾患に罹《かか》り、且《か》つ子孫にこれが伝染する虞《おそ》れのあるもの」（第3条3項）として、遺伝病でないハンセン病を追加し、同じ理由で人工妊娠中絶も認めたのです（第12条）。これによりついに、ハンセン病患者への断種・人工妊娠中絶の手術が合法化されます。

このころすでに治療薬プロミンが開発され、投与が始まり、ハンセン病は治る病気になっていました。表面上の理由は「幼児感染を防ぐこと」とされました。しかし、その40年も前の１９０９年、第2回国際らい学会で、幼児感染を防ぐためには出産後に親から分離すればよいと勧告されていたのです。人権を無視し健康を損なう断種や妊娠中絶を日本でなぜ強制し、嬰児殺までする必要があったのか。その目的はハンセン病患者を未来永劫《えいごう》、絶滅させることだったとしか考えられません。

らい予防法が廃止されたのと同年の1996年に優生保護法が廃止されました（優生保護法から優生思想に基づく部分がなくなり、母体保護法となりました）。それまでの間、ハンセン病を理由とする男女の不妊手術は1551件、人工妊娠中絶手術は7696件行われました（「検証会議最終報告書」）。

解剖と臓器標本――なぜこのようなことが……

強制断種・堕胎のことは以前から少しは知っていましたが、私がハンセン病問題に関心をもつようになって初めて知ったことがありました。その中身を知れば知るほど戦慄《せんりつ》を覚える内容です。

「検証会議」による胎児標本調査が行われる中で、各地の療養所には死亡した患者・回復者を解剖して摘出した臓器等が保管されていることが判りました。その数2000体超。保管方法も、胎児標本と同様に杜撰で、一つのバケツに多くの臓器等が入れられ、個人情報もつけられていないものが、複数の施設で多く見られたといいます（「別冊報告」）。人間の臓器をなんとバケツに入れていたのです。

長島愛生園と邑久光明園《おくこうみょう》（岡山県瀬戸内市）の1980年ころまでの解剖遺体数は、死亡者の90％以上に相当していました（「別冊報告」）。邑久光明園ではその後調査を進め、２０２２年11月に報告書を公表。同園が開園した38年から98年までの死亡者の71％にあたる１１８４人が解剖されていたとしています。菊池恵楓園でも、１９１１年から65年までに少なくとも３８９人が解剖されており、36～58年には入所時などに一律に解剖同意書を取っていたという調査結果を、２０２０年にまとめています。

一般に、手術などで摘出された臓器等は、病因を調べるために病理標本を作成し、検査・研究に使用しなかったものは、医療廃棄物として適法に処理されるのが医学的常識です。それがそのまま長期にわたり大量に保管されるのは、常軌を逸しています（「別冊報告」）。

これほどの解剖が行われ、臓器標本がつくられた理由について「別冊報告」は、光田健輔が病理学者であったことが大きな影響を与えたこと、光田を慕って多くの医師がハンセン病に関わるようになったことを指摘しています。そして２つの文献が引用されています。

解剖は光田門下生にとって、この上ない重要な学問であった。不幸な病友は癩のほかに種々の余病を併発するのである。なかでも、結核、腎臓、肺炎などの死亡率が高い。その遺体の一つ一つが私たち医局員の貴重な研究資料として提供された。それは日曜日だろうと祭日だろうと敢行された。

（桜井方策編著『救癩の父　光田健輔の思い出』ルガール社、1974年）

もう一つは、神谷《かみや》美恵子医師（精神科）が医学生だった1943年の夏休みに、光田が園長を務める長島愛生園で見学・実習した際の回想です。

患者たちは食糧自給のために無理な労働を余儀なくされ、平均2日に1人は死んで行った。そのつど、解剖が行われる。〔…〕立川先生は言う。「しかし、自分のみた患者は必ずあとで解剖するんですからね、いい勉強になりますよ。何しろ臨床診断と解剖の結果とがあまりちがうと園長のごきげんが悪いんでね。医局にはいりたての者はビクビクもんですよ。だからここでは臨床の腕は非常にあがりますね」

神谷はその後解剖を見学。執刀していた光田が語ります。

「何しろ昨日解剖で見られた通り、ここには研究の材料が無限にころがっているんですからね。ただそれを使う人がないばかりに、むざむざ放って置くだけなんだ」

（神谷美恵子『新版　人間をみつめて』朝日選書、1974年）

この事実は衝撃的で、なぜこのようなことが起こったか、想像すらし難いものです。療養所に入所する時に解剖承諾書への署名を強制していたので、「死亡したら解剖」「解剖したらとりあえず標本化」という図式が定着していました。解剖は日常であり、疑問を投げかける発想などありませんでした。光田の「研究の材料が無限にころがっている」という言葉が、患者をまさに材料としか見ない、人間としての尊厳を認めない視点を示していま す。これは、かつての日本軍が中国や東南アジアの戦地で捕虜を人体実験、生体解剖に使っていたことを想起させます。731部隊（関東軍防疫給水部）が実験材料として人間を「マルタ」（＝丸太）と呼んでいたのと同じです。やはり臓器はホルマリン漬けにされました。

解剖された患者の遺族のたたかい——木村仙太郎の生存記録を追う

この問題に遺族として立ち向かっている人がいます。木村真三獨協医科大学准教授です。愛媛県出身。祖父の兄・木村仙太郎さんがハンセン病患者でした。ハンセン病と診断されたあと、離婚せざるを得なかったのではないかと真三さんは考えています。仙太郎さんは実家の敷地内の隔離小屋で30年間暮らしていましたが、1939年、無らい県運動の中で療養所に入所、仙太郎さんの代わりに真三さんの祖父が木村家の跡継ぎとなりました。「癩患者を出した家」として、過酷な差別を受けたといいます。
放射線衛生学者である真三さんは、チョルノービリ原発事故、東海村臨界事故、福島第一原発事故の調査に関わり、福島の人たちへの差別と向き合う中で、ハンセン病差別と通底すると感じ、仙太郎さんの行方をたどることにしました。

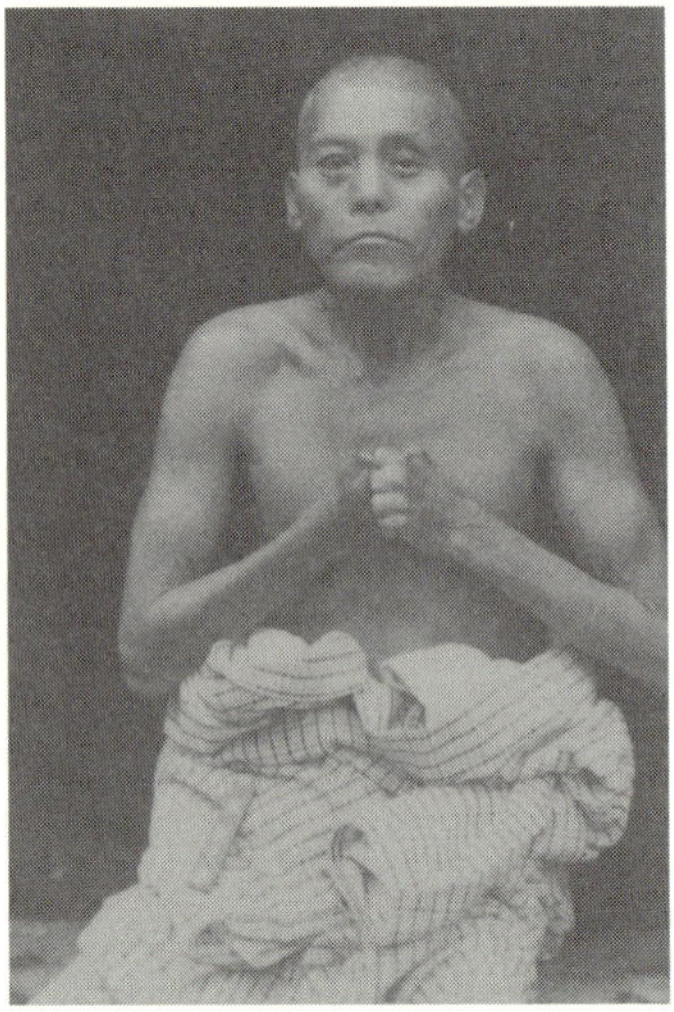

木村仙太郎さん
（木村真三氏提供）

真三さんは、仙太郎さんが入所した長島愛生園に、遺族として資料の開示を請求。そこにあったのは、仙太郎さんが入所後わずか2年で結核で死亡し、その後解剖された事実でした。死亡時のカルテには、入所時にはなかった褥瘡《じょくそう》の所見があったことから、入所してから結核の病状が悪化し、寝たきりにさせられていたことが推測できました。そこに貼られた**写真**（**右**）は、真三さんが初めて目にした仙太郎さんの姿でした。亡くなる直前に取られるはずのない解剖承諾書も存在していました。真三さんは同園納骨堂に納められていた仙太郎さんの遺骨を持ち帰り、家族の墓に納骨しました。

２０２１年３月、長島愛生園の開園翌年の１９３１年から56年までの死亡者のうち、少なくとも１８３４人の解剖録が存在することが確認されました。32冊の書物に立派に製本されており、解剖の日付や入所者の名前、手書きの検体図などが記されていました。廃棄予定だったものを、同園の非常勤職員が「入所者の生きた証」として、10年以上保管・調査し、園に報告したのです。解剖への同意を示す書類も存在していました。同意の日付の多くは死亡の３～７日前で、当時の医師と類似した筆跡もありました。本人でないほかの入所者が「（懇意の入所者が亡くなった時）園側から代理での同意を求められて応じた」という証言もあります（朝日新聞デジタル、２０２１年３月26日付）。これまで、全国の療養所入所者の多くが、入所時に解剖承諾書に署名させられたと証言していましたが、死亡時に解剖同意書が捏造《ねつぞう》されていた疑いも生じているのです。

この事態を受けて、木村真三さんは、解剖録の分析を行うことを園に申し出ました。解剖録から個人情報を削除した形で提供を受け、どのような医療行為が行われたかなどを、カルテと合わせて分析することを、国の事業として行います。

こうしたプロセスがＯＨＫ岡山放送によって「幾千のときを超えて　ハンセン病患者はなぜ解剖されたのか」（23年）というドキュメンタリー番組になっています（第32回ＦＮＳドキュメンタリー大賞受賞）。

❺ハンセン病療養所の今とこれから

――多摩地方の住民として

ハンセン病の回復者には、大別して、ハンセン病療養所で生活している方と、退所して一般社会で暮らしている方がいます。社会復帰した後で体調を崩して再入所した方もいます。国立の療養所入所者の平均年齢は90歳に近づいていますが、日本では、絶対隔離政策が長期間とられたため、法が廃止された1996年には、社会復帰するには高齢になっていた方も多いのです。

多磨全生園を初めて訪れた日――強烈な印象を受けた風景

私は東京都の多摩地方に住んでいます。多摩地方には多磨全生園があります。私がここを初めて訪れたのは２０１８年でした。ハンセン病回復者が偏見差別に苦しんできた人生を語る「語り部の会」を続けることが、高齢化のため難しくなっていると知り、参加してみたのです。会場の国立ハンセン病資料館は、同園の敷地の隣にあります。まず私は園内

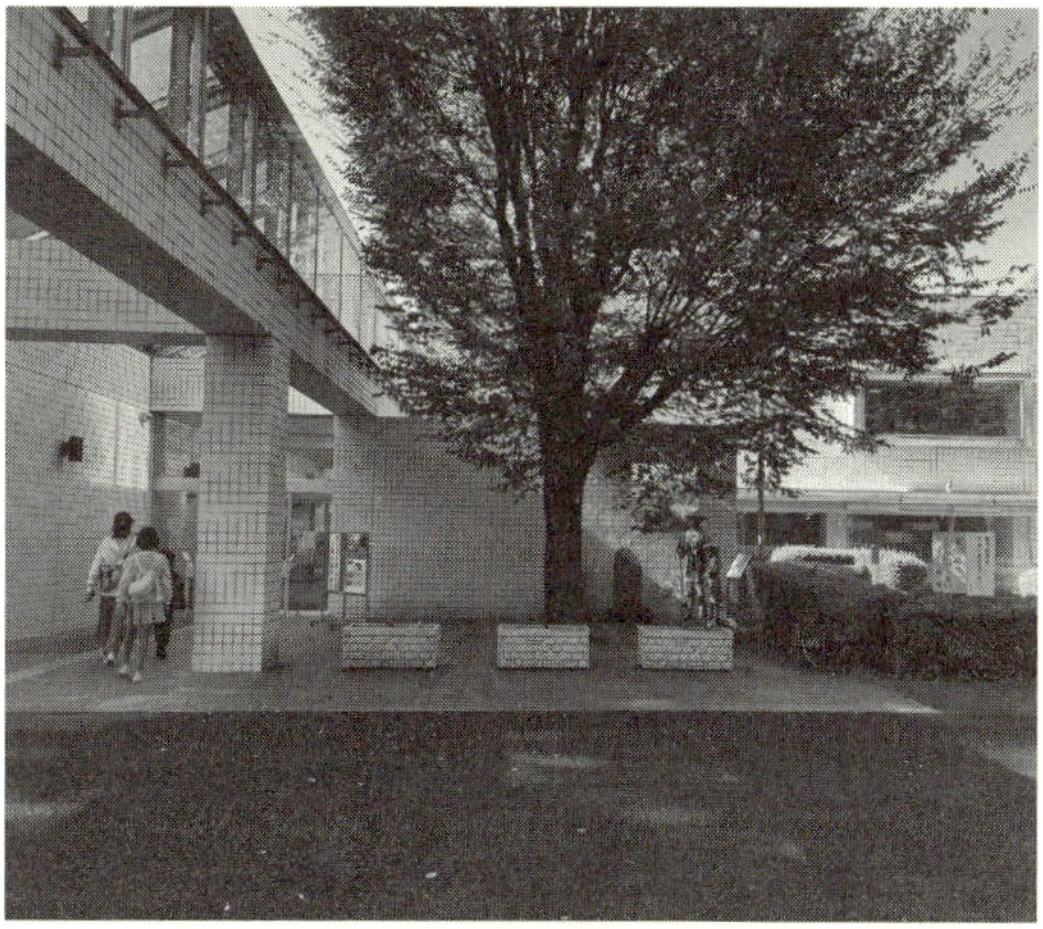

国立ハンセン病資料館。ハンセン病患者の母子遍路像が迎えてくれる（いずれも2024年、著者撮影）

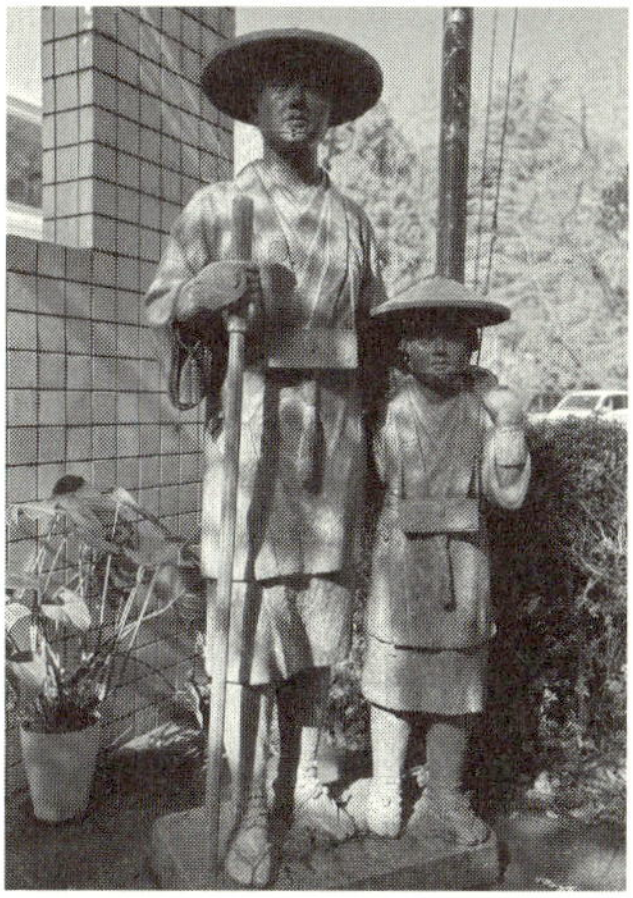

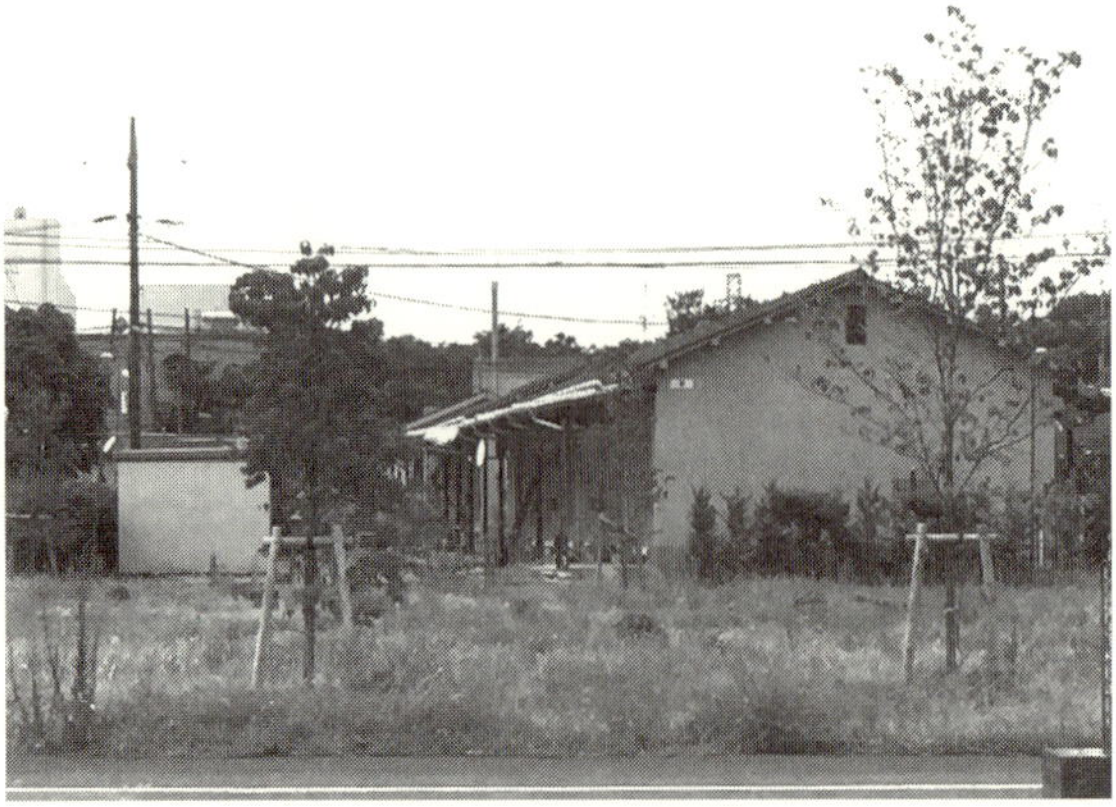

多磨全生園の居住棟
（2018年、著者撮影）

をぐるっと回ってみました（現在はコロナ感染対策のため、園内の散策は一部に制限されています）。目に入ったのは、入所者の居住棟です。国の隔離政策により差別を受けてきた、体の不自由な高齢者が暮らすには、不十分なものに見えました。その建物が広い敷地に並んでいる様子に、私は、かつて訪れたポーランドのアウシュビッツ絶滅収容所のビルケナウ・サイトに一部残るユダヤ人居住棟を思い出してしまったのです。入所者が待遇改善を求めてこの言葉を使うならまだしも、現在もそこに住み、終《つい》の住処《すみか》にするしかない方々がおられるのに、外から来てそう見るのは不見識なのですが、この時の私の正直な印象です。

そのことを最近、『13歳から考えるハン

センの病問題』の監修者である佐久間建先生に話したところ、次のような話をしてくださいました。

「今のような個別住宅の居住棟は、1950年代の療養所入所者にとっては夢であり、切実な要求であり、運動の成果によって獲得できた住環境です。それ以前は雑居部屋で共同生活を強いられ、新婚夫婦でさえも二人きりでは暮らせませんでした。個別住宅に暮らすことができるようになって、ようやく人間らしい住環境で暮らせることに安堵し、幸せを感じたという声を聞きます。私は90年代から全生園の入所者の皆さんと交流してきましたが、皆さん楽しく明るく暮らしていて、私がクラスの子どもたちを連れて療養所内を歩いていると、子どもたちが自分たちの住まいの近くに来てくれたことを喜んで、声をかけてくださり、子どもたちにジュースを出してくれたこともありました」

今は高齢の入所者の中には、居住棟から「センター」と呼ばれる医療施設に移る方が増えました。もとの居住棟での暮らしを望んでいる方も多いそうです。

初めて全生園を訪れて以降、私は国立ハンセン病資料館での映画会や企画展示、人権セミナーなどに参加するようになりました。『感染症と差別』の編集作業や、『13歳から考えるハンセン病問題』の執筆にあたり、同館の図書室で調べ物をするために訪れた回数は、数え切れないほどになりました。

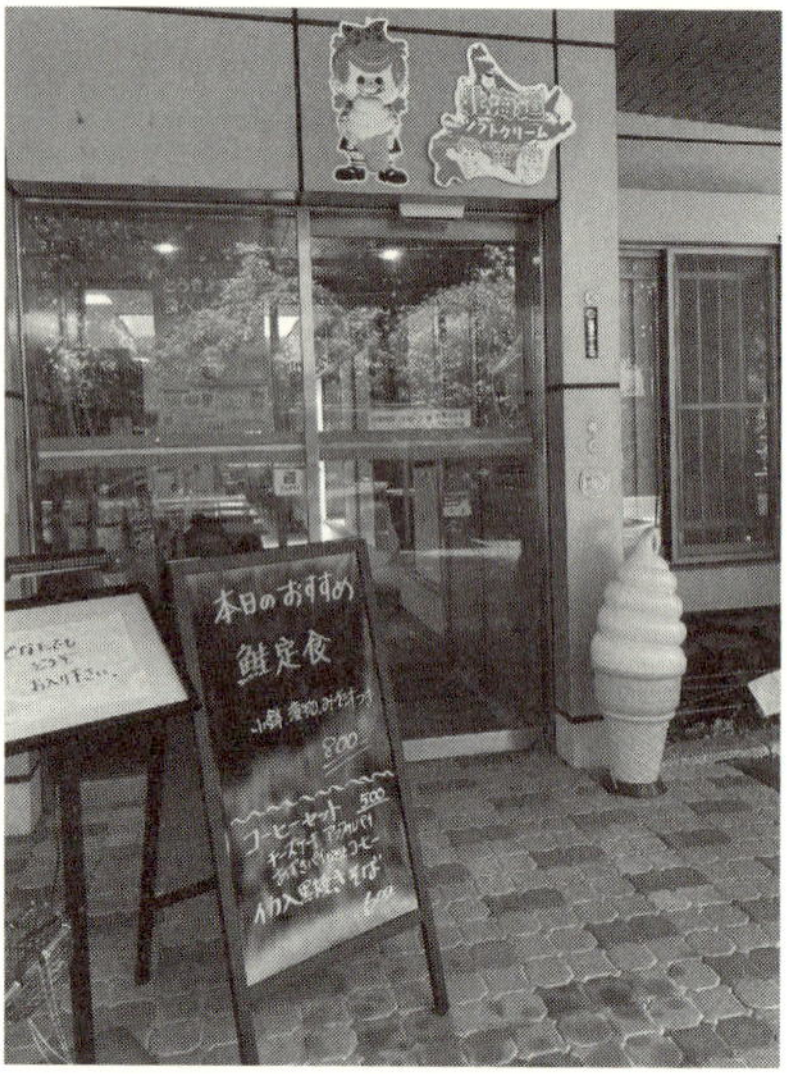

多磨全生園内の食堂「なごみ」
（2023年、著者撮影）

◇ 国立ハンセン病資料館 ◇

住所：東京都東村山市青葉町 4-1-13　多磨全生園に隣接
電話：042-396-2909
開館時間：9：30 ～ 16：30（入館 16：00 まで）
入館料：無料
休館日：月曜、「国民の祝日」の翌日。月曜が祝日の場合は開館。
年末年始。館内整理日。

＊ イベント情報はウェブサイトをご覧ください。
＊ 多磨全生園内への立ち入りは感染症対策上制限されている可能性がありますので、ご確認ください。

ハンセン病資料館は、素晴らしい学びの場です。常設展は歴史・生活展示や人間回復を求めた患者（入所者）運動の紹介などがあり、大変勉強になります。ハンセン病問題に関するさまざまな角度からの企画展示や写真展、絵画展がたびたび企画されていますので、足を運んでみてください。

こうした企画に参加したり、ハンセン病問題の歴史から学ぶ中で、最初に訪れた時の印象は変わり、全生園は生身の人間が暮らす生活空間として目に映るようになりました。園内の食堂「なごみ」の店主・藤崎美智子さん（全生園の明日をともに考える市民の会代表）の優しい笑顔、そこで食べた焼き魚定食の美味しさも手伝って。

藤崎美智子さんは、故・藤崎陸安《みちやす》さん（全国ハンセン病療養所入所者協議会＝全療協の前事務局長）の妻です。美智子さんのお誘いで、最近、「全生園の明日をともに考える市民の会」で活動する皆さんに、『13歳から考えるハンセン病問題』作成過程についての私の拙い報告を聞いていただく機会がありました。同会では全生園の見学会を催したり、入所者の方たちと交流したりして、市民と全生園をつなぐ役割を果たしています。

全国の療養所の周辺にはこうした市民団体がたくさんあり、入所者との交流や支援、学習、市民にハンセン病問題を知らせる活動などを幅広く行っています。

緑の森をつくり歴史を未来に残す――人権の森構想

ハンセン病文学の傑作といわれる小説「いのちの初夜」（北條《ほうじょう》民雄、初出『文學界』1936年2月号）は、主人公の尾田が全生病院（多磨全生園の前身）に入院する日、絶望から自死するための木を探して、周辺を歩き回る場面で始まります。私は全生園に行くたびに、尾田はどの辺を歩き回ったのだろうと想像します。

多磨全生園は東京にありながら、全国の療養所の中で最も緑が豊かだといわれています。雑木林の残る武蔵野の地域でも際立つ252種類、3万本の樹木を誇ります。しかし、この森が出来上がるには長い歴史がありました。

本書第2章の「戦争と絶対隔離政策」でも、戦争中の療養所は空襲の危険もあり、食料や燃料、医薬品が不足し、大変な状況だったことを書きました。園内の木々は伐採され、燃料にされたり、防空壕、柩《ひつぎ》の材料としても使われ、食料確保のための畑に変えられました。一方で、重症者の付き添いをしていた軽症患者が、燃料不足で病人にお茶を飲ませることができず、路傍のプラタナスの木を切って燃料にしたところ、国の財産である木を無断で切ったという理由で、園長に監房に入れられたという事件もありました（松木信『生まれたのは何のために——ハンセン病者の手記』教文館、1993年)。

亡くなった後も故郷に帰ることができない入所者にとっては、懐かしい故郷の木を療養所に植え、故郷を感じたいというのは、切なる願いでした。そこで戦後、入所者自治会を中心に、緑化運動が取り組まれてきました。「ふるさとの森づくり」運動や、一人一木運動です(柴田隆行『多磨全生園・〈ふるさと〉の森』社会評論社、2008年)。

療養所では文学を初め文化芸術活動が盛んです。**次ページ**の「桜よ」という詩からは、入所者にとって樹木がいかに大切な存在かがよく分かります。

現在、多磨全生園では東村山市と協力して「人権の森構想」が進んでいます。「将来、自分たちがいなくなった時も、この緑の地を市民に残そう」というものです。同園では、今は使われなくなった歴史的建造物の取り壊しが進み、空き地が目立ってきました。これらは、ハンセン病差別の「負の歴史」を伝える証人であり、きちんと保存してほしいと望む入所者や市民の声が高まっています。

皆さんのお住まいの近くにはハンセン病療養所はありますか。全国で10の都県にしかないので、本書第1章で紹介した厚労省の意識調査(2023年)でも、「ハンセン病療養所に行ったことがある」という人は2・0%と少数でした。私も多摩地域の住民として、全生園の将来に関心をもち続けようと思います。

桜よ　飯川春乃

〔…〕
広い病院の北の外れの
春浅い畑の端に
一本の幼い桜の木があった
知り合いもいない
十七歳の私の胸に
小さな桜の木が宿った
〔…〕
大きくなった桜の木は
並木に移され
他の桜の木とともに
ますます大きくなっていった
あの頃も
桜の花が咲くのを楽しみに待った
〔…〕
だが
私は盲いとなり
桜の花もその色も
目底に淡く残るだけとなった
あの幼かった桜の木
その美しさは広く知られるようになり
多くの人等が集う名所となった
また花咲く季節が
めぐってくる
私は白杖をついて
並木道を歩こう
桜よ
私とともにここで
生きた桜よ
たくさんの人の目を
楽しませておくれ
そして
全生園と私たちを
語り継いでおくれ

『多磨』多磨全生園入所者自治会、2003年9月号

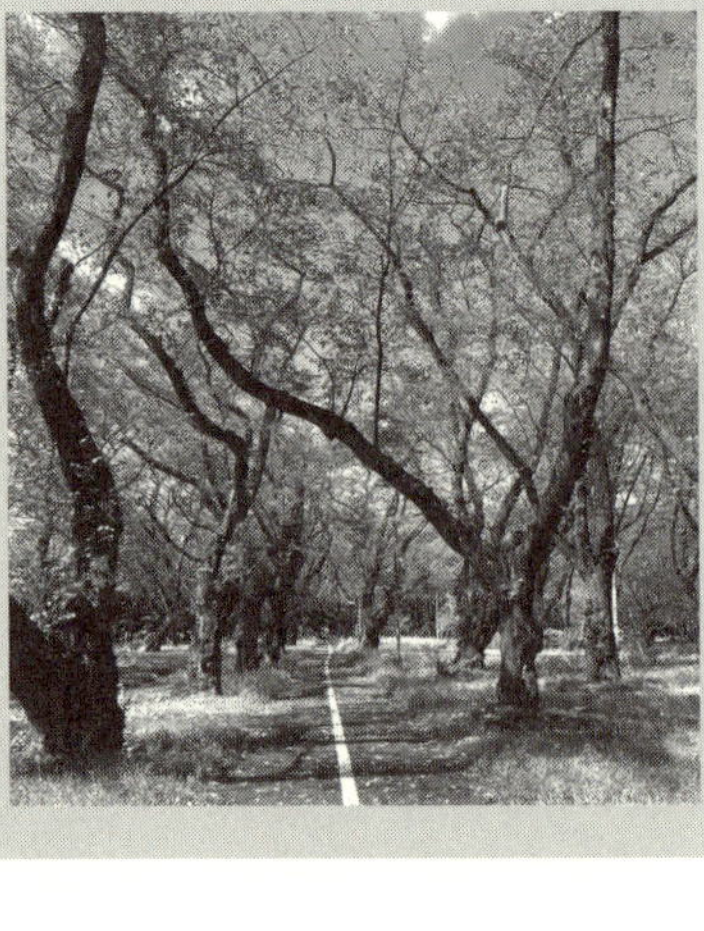

多磨全生園の桜並木
2023年、著者撮影

第3章

人を旅する

日本で絶対隔離政策が本格化したのは、１９３１年の癩予防法以降で、日本には古くから僧侶や宣教師による「救済」活動が存在していました。その足跡を知りたくて、３人の宗教者のゆかりの地を訪ねました。

❶ 身延深敬園

――綱脇龍妙が開いた渓谷の庵

【山梨県身延町】

20世紀初めにできたハンセン病の民間療養所

２０２４年１月15日、東京から車で３時間、山梨県南巨摩《こま》郡身延《みのぶ》町の身延深敬園《じんきょうえん》に向かいました。19世紀末から20世紀初めにかけて日本につくられた７つ*1の民間ハンセン病病院・療養所の１つです。身延深敬園は、日蓮宗の僧侶綱脇龍妙《つなわきりゅうみょう》によって身延深敬病院（以下、深敬園と表記）として１９０６（明治39）年に設立され、92年にその役割を終えるまでの86年間、入所者の治療と生活を支え、国立療養所とは異なる歴史を刻んできました。その間の入所者は１４３６人を数えます。

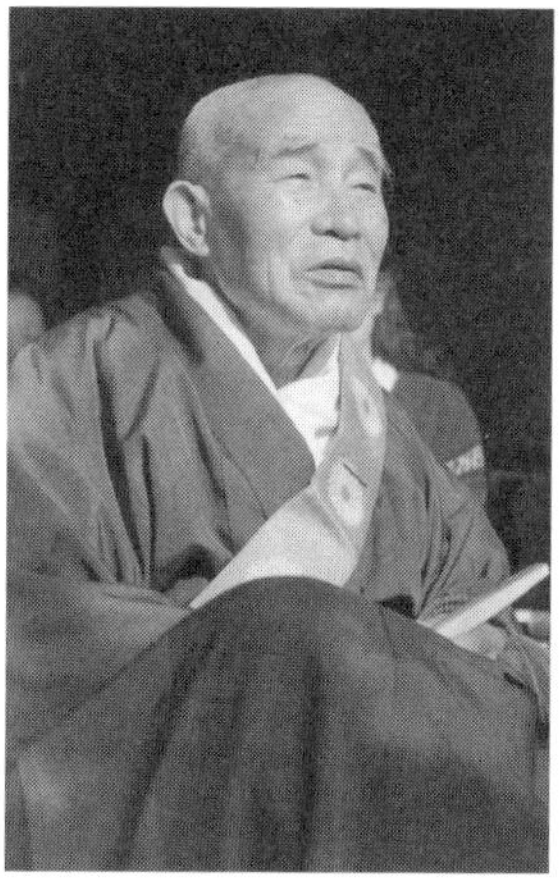

綱脇龍妙（1876 ― 1970）
（国立ハンセン病資料館提供）

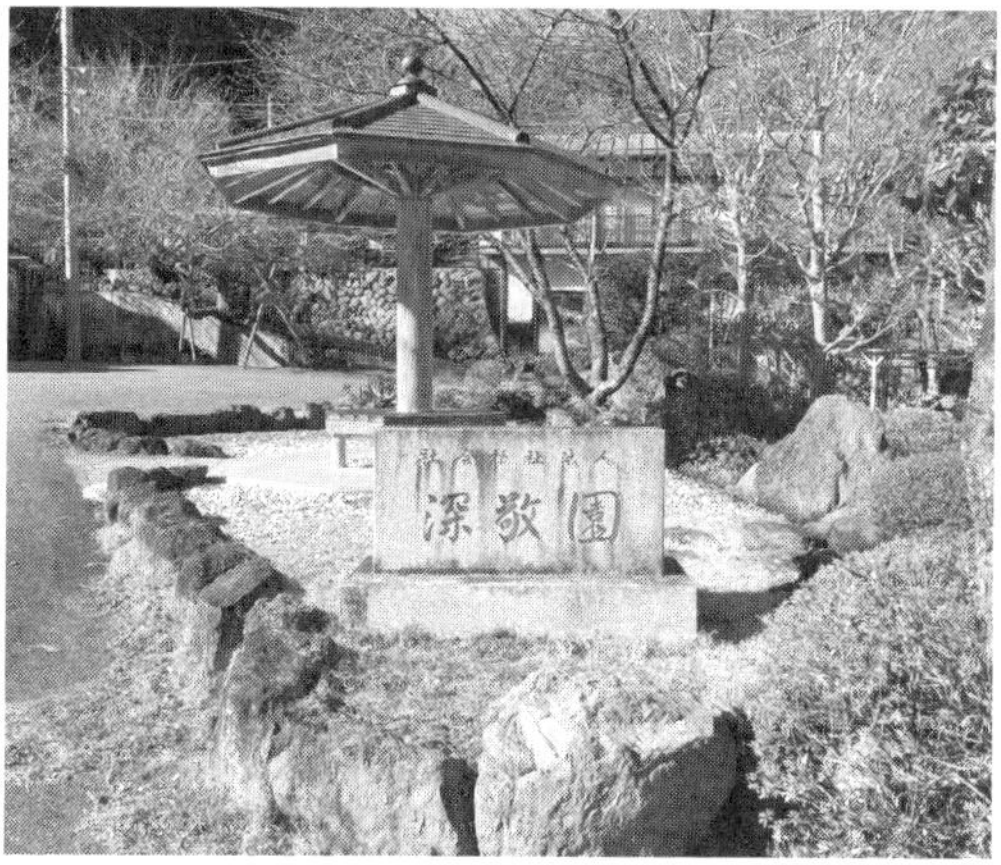

身延深敬園の現在の正門付近
（2024 年、著者撮影）

＊１　神山復生病院（１８８９年、静岡）、慰廃《いはい》園（１８９４年、東京）、回春病院（１８９５年、熊本）、待労院《たいろういん》（１８９８年、熊本）、身延深敬病院（１９０６年、山梨）、聖バルナバホーム（１９１６年、群馬）、鈴蘭《すずらん》病院（１９２４年、群馬）。深敬病院と鈴蘭病院は日本人が設立。

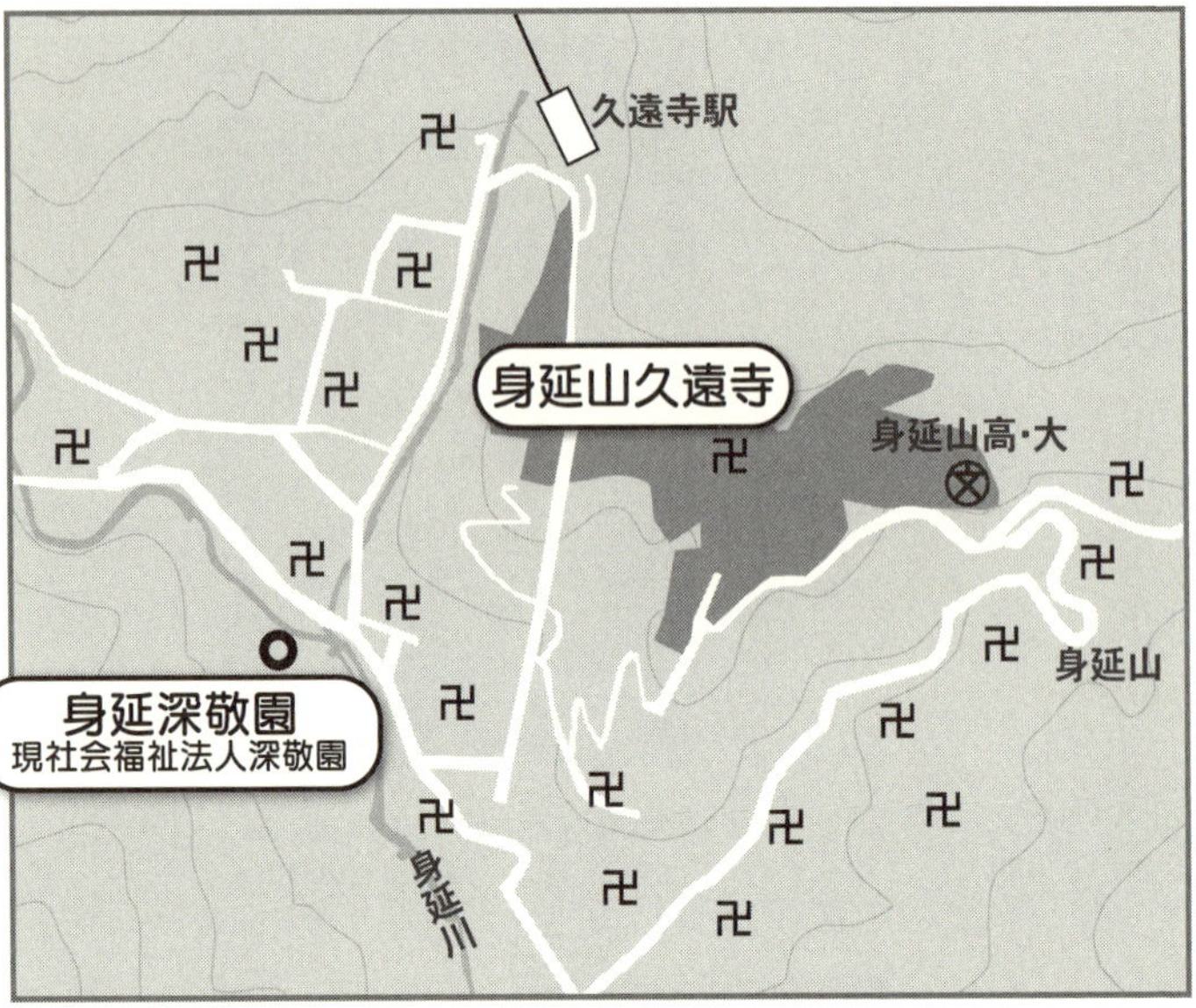

深敬園は、日蓮宗の総本山・身延山久遠寺《くおんじ》から車で数分、身延川と山にはさまれた細長い土地にあります。現在は社会福祉法人深敬園となり、障がい者のトータルサポートセンター「かじか寮」などの福祉事業を行っています。

川原で野宿する少年との出会い
——深敬園の設立を決意

綱脇龍妙（1876－1970）が1906年に総本山久遠寺を初めて参った時、身延川の川原にはたくさんのハンセン病患者が掘立て小屋をつくり住んでいました。寺周辺のハンセン病患者の宿泊所・参篭所が「不衛生」

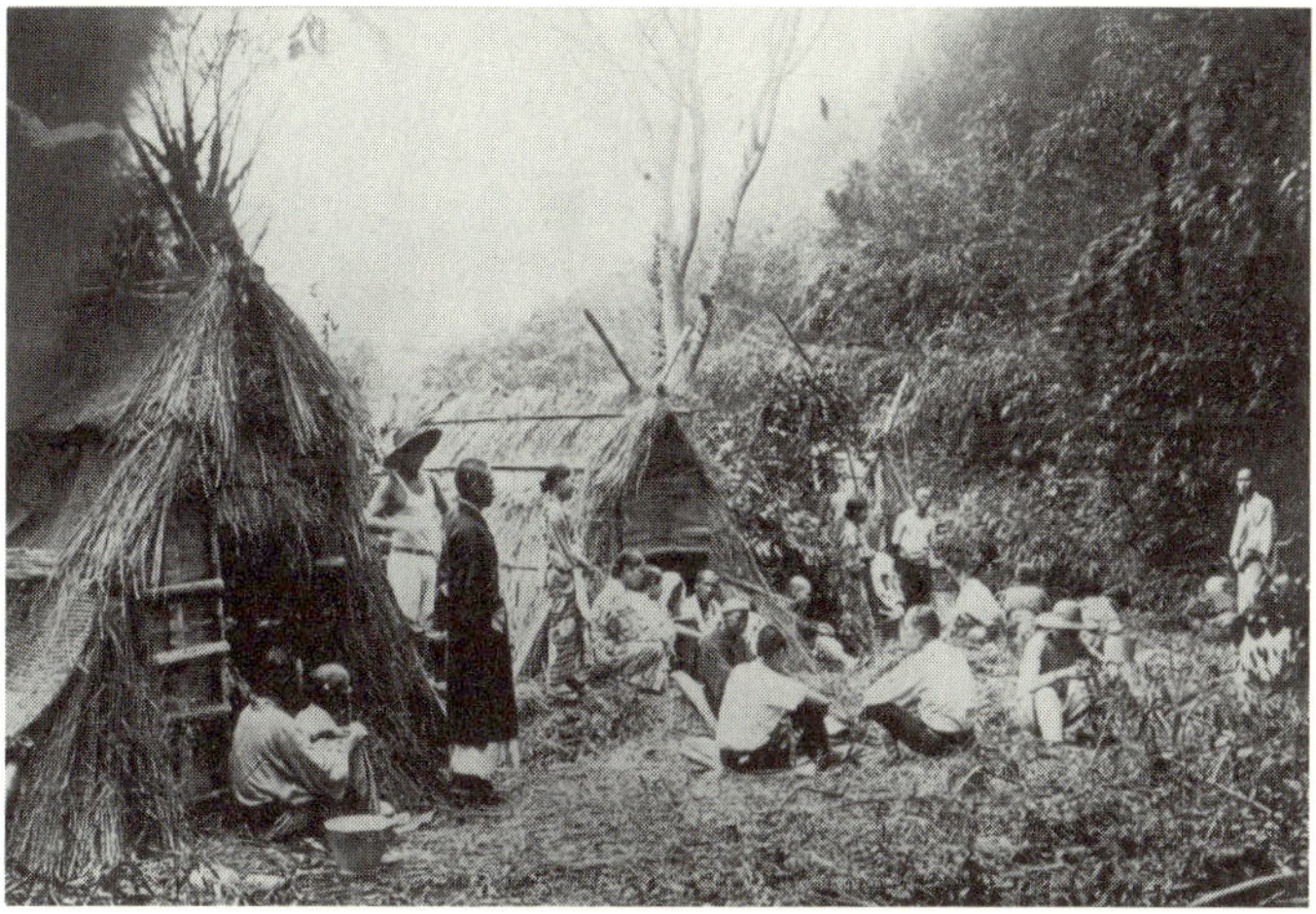

身延川原の掘立て小屋、1900 年ころ
（国立ハンセン病資料館提供）

だとして、警察が焼き払ったからでした。川原で山形から来た少年と出会った綱脇は、何とかしなければならないと、深敬園の設立を決意します。

その日、私がお参りをすませて山門の近くまで降りてまいりますと、〔…〕道ばたから川原にかけて、いかにもみすぼらしい小屋が点々と建っているのに気がつきました。〔…〕何だろうと思って近づいてみると、プーンと息がつまりそうないやなにおいが鼻をつきます。これはライ病患者の小屋だな、とすぐ気がつきました。

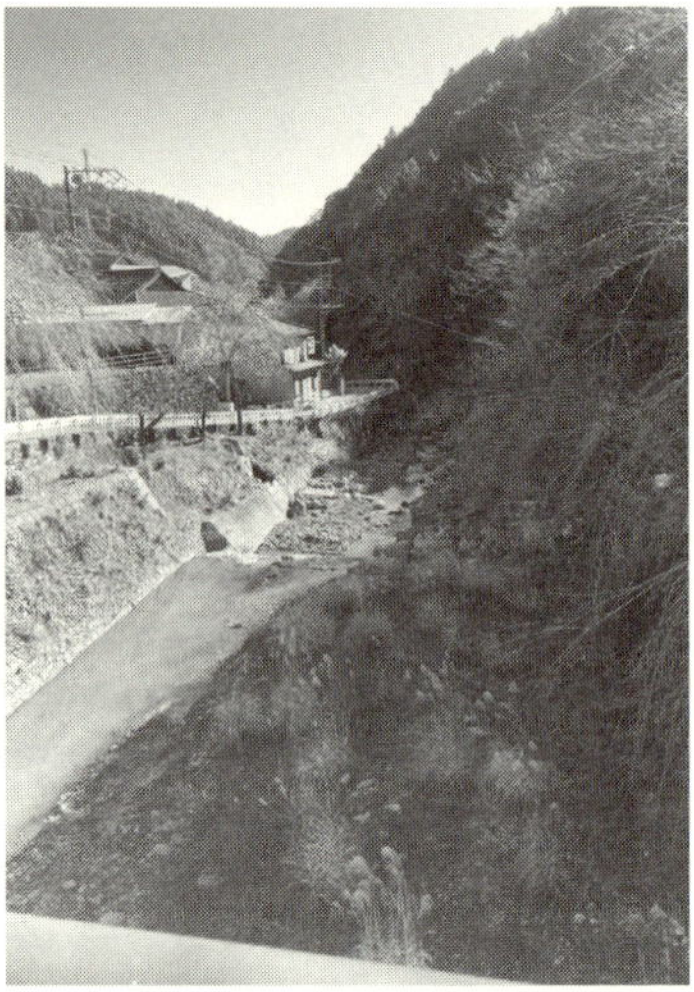

深敬園橋から見た現在の身延川下流側（2024年、著者撮影）

そこへひょっこり、くるめがすりの筒そでを着た十五、六歳の子供が現われ、人なつかしげに私の顔を見つめ、ていねいにおじぎをします。こんな所に子供が居ると思わなかったので、思わず声をかけました。

「なんで、こんな所におるんじゃ」

「ライ病です」

なるほど、顔の膚が赤らんで目の玉が少しおかしい。〔…〕こんな年のゆかぬ子供がライ病とは、と思うと胸が痛みました。〔…〕

身延へ着きさえすればという一心に、道をたずねつつ幾日も幾日もかかって、やっとたどり着いた身延山も、ライ患者には住みよい所ではありませんでした。ここへ着いてもう二ヶ月、住む所は川原しかありません。姉が持たせてくれた金で食べ物を求めようにも、町の店屋はいやがって売ってくれません。〔…〕

それよりもっと悲しいことは、町の子供たちが少年の姿を見つけると、たちまち十人も二十人も集まってとり囲み、「カッタイボー！　カッタイボー！」[*2]とはやしたて、あげくのはては石をなげつけます。幼いときから地獄ということを聞いていましたが、これこそ地獄というものでしょうか。

（綱脇龍妙『我深く汝等を敬ふ　綱脇龍妙自伝』私家版、２００８年）

本書第2章に書いたように、仏教の影響が強かった日本では、ハンセン病は前世の悪行が祟《たた》った「仏罰」とされ差別されたため、故郷の家を出て放浪する患者が多くいました。久遠寺など日蓮宗の大寺院は、大勢の患者が集まる場所だったのです。

四国遍路[*3]にもハンセン病患者がいて、途中で行き倒れる「遍路死」[*4]の多くがハンセン病患者でした（国立ハンセン病資料館入り口の遍路母子像がそれを象徴しています）。

＊2　「カッタイボー」、「カッタイ」はハンセン病患者の侮蔑的な呼び名の一つでした。
＊3　民俗学者宮本常一の『忘れられた日本人』（初版１９６０年、未來社、１９８４年岩波文庫）には、宮本が１９５０年代に高知で出会ったハンセン病女性遍路が出てきます。
＊4　遍路死の研究に、関根隆司「近代の四国遍路と『癩』・病者—愛媛県における統計的研究」『アジア地域文化研究』第11号（２０１４年度）、東京大学大学院総合文化研究科・教養学部アジア地域文化研究会、２０１５年、があります。

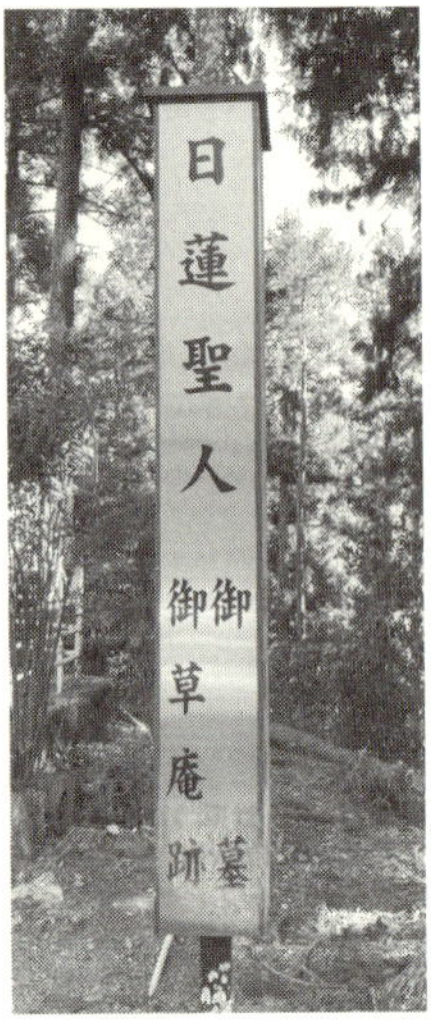

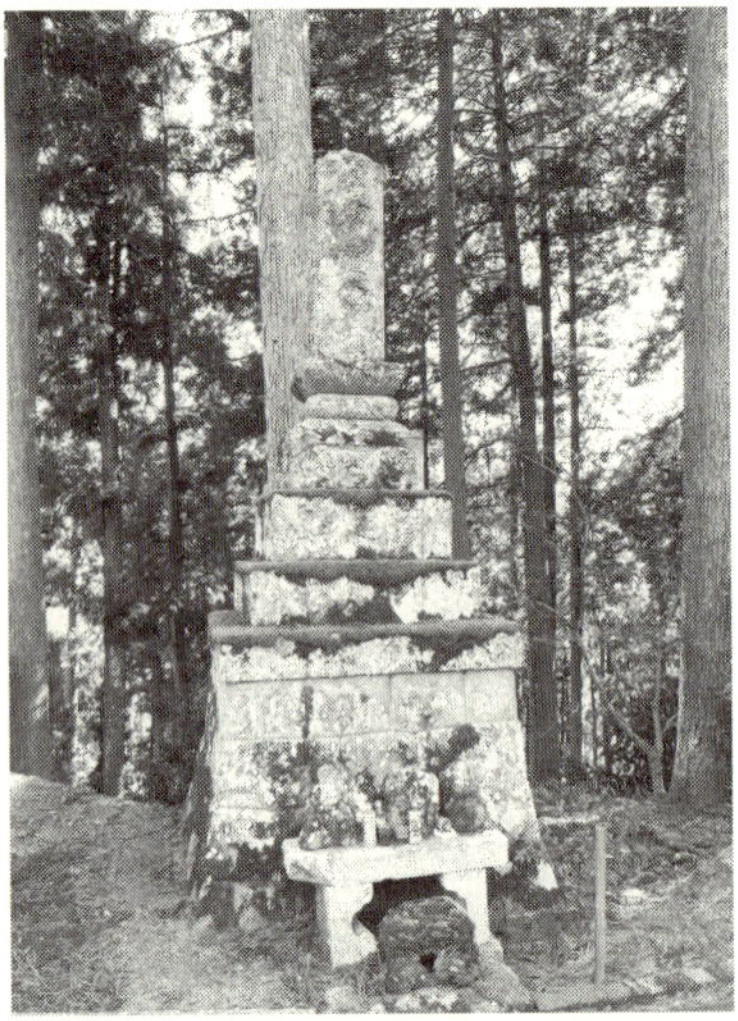

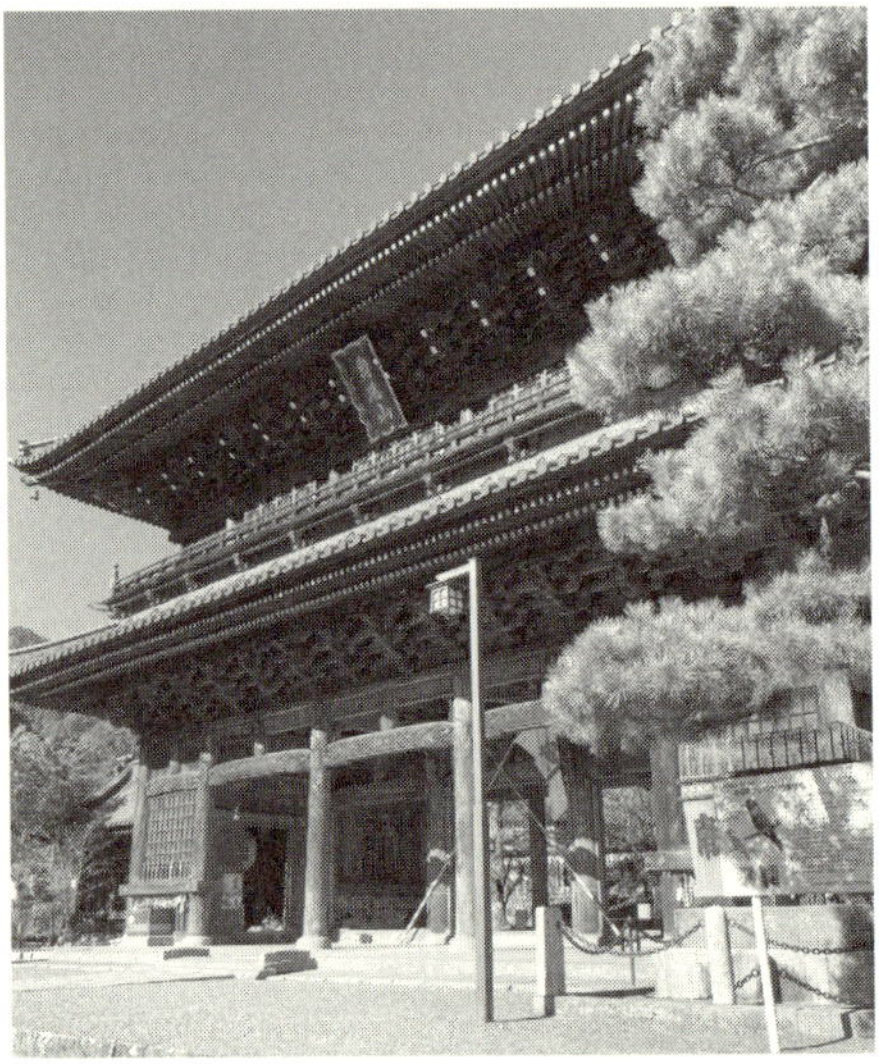

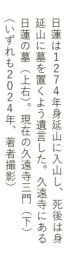

日蓮は1274年身延山に入山し、死後は身延山に墓を置くよう遺言した。久遠寺にある日蓮の墓（上右）。現在の久遠寺三門（下）（いずれも2024年、著者撮影）

　この時期につくられた7つの民間病院・療養所はその5つまでが外国人宣教師により創設されています。日本人が設立したのは2園、仏教徒によるものは深敬園だけです。身延川原で少年に出会った綱脇龍妙は、ハンセン病を「仏罰」とは考えず、自力で土地を確保し、川原の患者13人を連れて深敬園を開設します。

　本書第2章で述べたように、このころ日本政府は、先進国ではすでに「撲滅」されつつあったハンセン病患者の存在を「国辱」と考え、1907年に、放浪するハンセン病患者を対象とした法律「癩予防ニ関スル件」を制定、09年に5つの公立療養所（後に国立療養所となる）を設立し、そこへの隔離を始めました。

　綱脇龍妙は、政府とは違う方法を模索していました。「政府の事業は予防を主眼とする健康な者の側から見た事業であるので、自分のように患者側に立って救済事業を起こす余地はある。信仰をもって患者を救済したい。ひとり病窓に幽閉され苦しむ患者のためにこの世の極楽を与えたい」（『深敬』第5号、07年、を引用者が現代語訳）と考えたのです。

「深敬」とは、法華経の「我深く汝等《なんだち》を敬う。敢《あえ》て軽め慢《おご》らず。所以《ゆえ》は何《いか》ん。汝等は皆菩薩の道を行じて当に仏と作ることを得べければなり」の一節に由来し、どんな人も軽んぜず、敬いの心をもって接するという意味です。

街から切り離された渓谷で

私が今回深敬園を訪ねて強く印象に残ったのは、その立地です。すぐそばの東側には久遠寺と、久遠寺関係の霊蹟《れいせき》、宿坊が多くありますが、身延川に隔てられた深敬園は、そこから切り離された感があります。川はたびたび台風で増水して深敬園橋は流され、園は孤立。橋は再建を繰り返してきました。

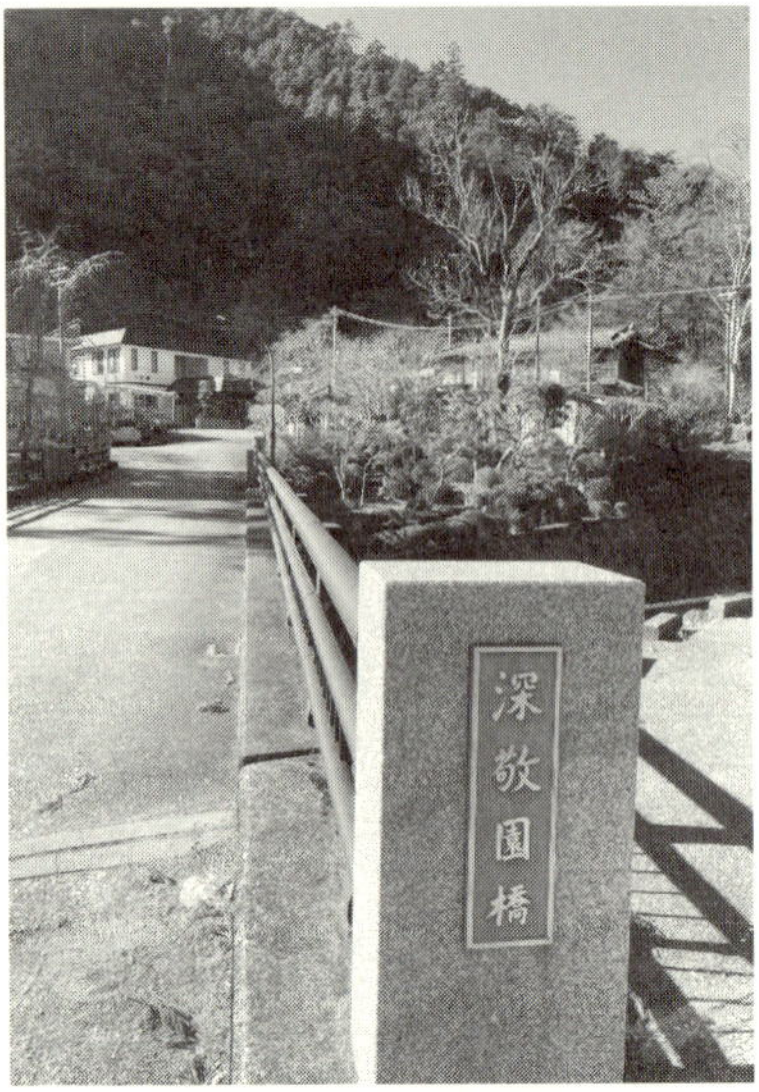

現在の深敬園橋から深敬園側を見る（2024 年、著者撮影）

綱脇龍妙のひ孫にあたる中里徹山理事長は、突然訪ねた私に親切に応対し、園内の一番奥に建つ納骨堂まで案内してくださいました。そこには死後も故郷へ帰れなかった入所者たちの遺骨が納められています。

午後1時くらいなのに高い山の向こうに陽がかげり、寒さが漂ってきます。中里理事長が「すぐに日陰になってしまうんですよ。夏は湿気が大変です。こういう土地だからハンセン病患者の施設になったのかもしれません」と話されたのが耳に残ります。病者が養生する場所には思えなかったからです。その意味では、離島や極寒の地につくられた、現在13ある国立ハンセン病療養所と同様の境遇と感じました。

綱脇龍妙は文字通り生涯をハンセン病患者救済に尽くします。内務省や皇室、県、身延山などからのいくらかの補助はあるものの、常に資金不足で、寄付を募って全国を行脚《あんぎゃ》しました。戦争中には寄付は減少し、経営の苦労は１９５１年に国からの補助が得られるようになるまで続きました。

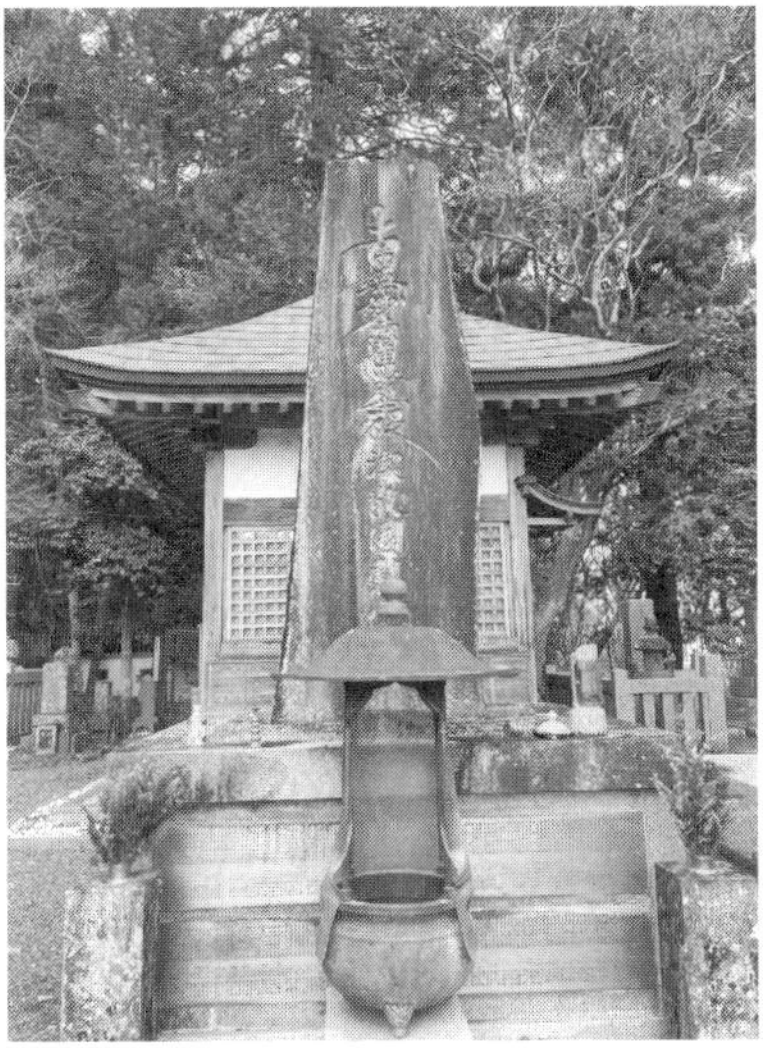

身延深敬園納骨堂
（2024年、著者撮影）

どの民間・国立療養所とも違う深敬園の特徴は、家族総出で運営にあたったことでした。その歩みを記録した貴重な資料が刊行されています。綱脇龍妙の娘・綱脇美智《みち》（中里理事長の祖母）への詳細なインタ

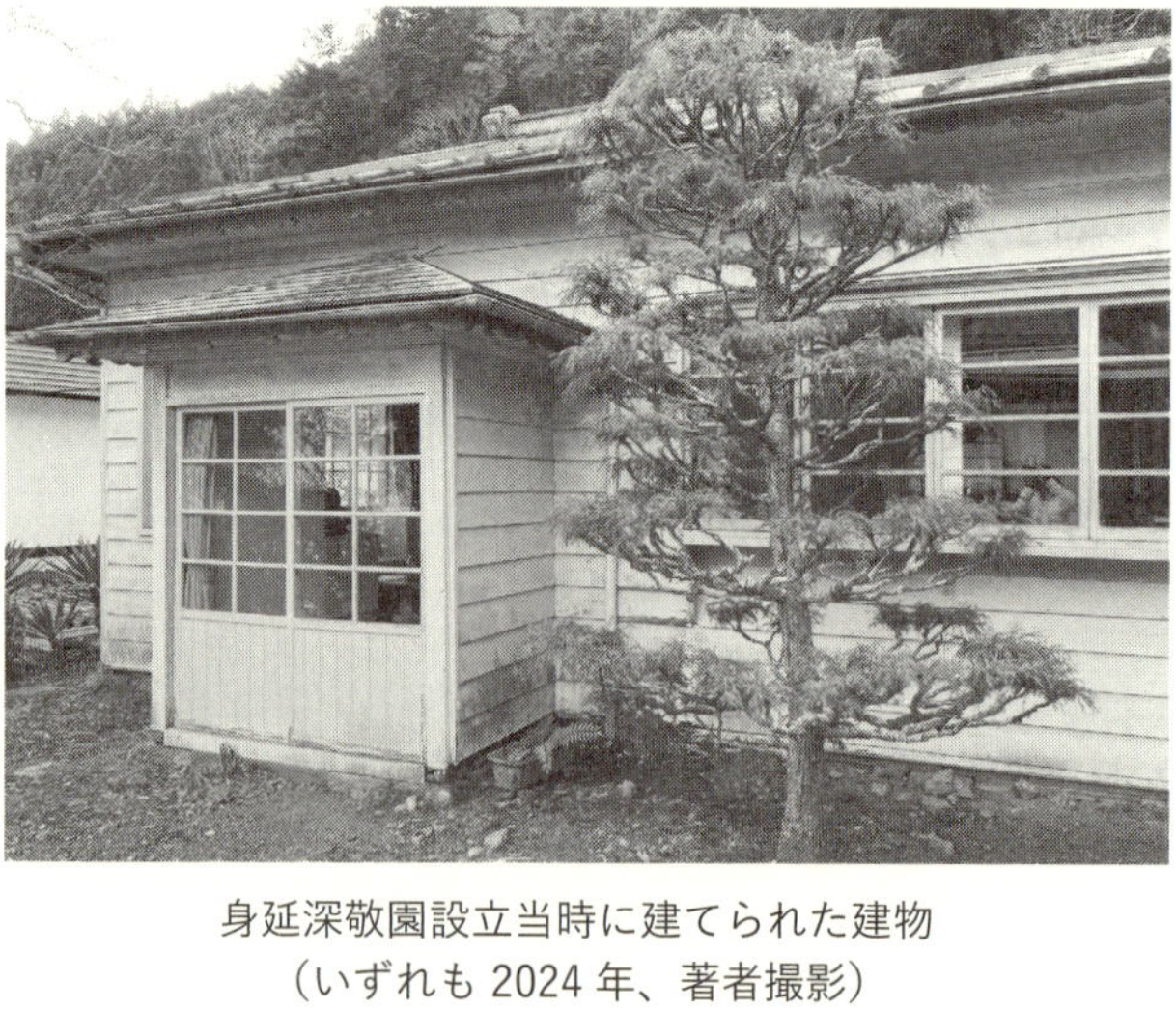

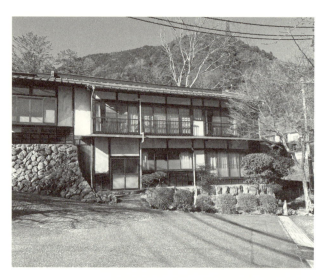

身延深敬園設立当時に建てられた建物
（いずれも 2024 年、著者撮影）

ビューにより構成された、加藤尚子『もう一つのハンセン病史——山の中の小さな園にて』（医療文化社、２００５年11月）です。この項目の記述はおもに同書を参照[*5]しました。

施設は盛り土をした土地にありますが、土は綱脇龍妙と妻サダが天秤棒を担いで運びました。深敬園では医師のいない時期が長く続きました。町の医師に往診を頼んでも、ハンセン病を嫌ってなかなか来てくれなかったのです。綱脇龍妙は、病気が悪化した患者の壊《え》死《し》した手足を切断する手術も自ら行わざるを得ませんでした。妻サダは患者への大風子油の注射を打つ仕事を30年間引き受け、治癒を祈ってお題目を声高く唱えながら打ち続けたといいます。医師や看護師の資格のない僧侶夫妻の医療行為に驚かれる方もいるでしょうが、社会からの援助の乏しい隔絶された場所での治療の困難さを物語る歴史です。

家族は園内で暮らし、娘の美智もここで育ちました。子どもを産み育て、二代目園長となり、生涯の大半を園で過ごしました。美智の夫は結婚に際し、医学部に編入し、園に必要とされた医師となりました。

＊５　近藤祐昭・岡山良美「ハンセン病患者との共感・共生——綱脇龍妙『身延深敬病院』を主として」（『四天王寺大学大学院研究論集』第10号、四天王寺大学、２０１６年）を併せて参照しました。

そうした中で深敬園には家族的雰囲気があったと美智は言います（加藤前掲書）。職員や家族と入所者の生活空間の区分は実質的には機能しませんでした。園外との出入りも自由でした。「日本一貧しい療養所」といわれた深敬園では自給自足的生活が必至で、入所者もさまざまな仕事を分担しました。綱脇龍妙が亡くなった時には、入所者が「俺たちが造った火葬場があるから、あそこで焼かしてくれんか」と申し出て、みんなで火葬したそうです。

こうした療養所でしたが、入所者が脳腫瘍になり転院するのを見送った美智は、「命を守ることができない」との葛藤から、１９９２年閉園しました。

深敬園は国の政策に「追従」したのか――療養所での患者の人権に関連して

かつての国立ハンセン病療養所での強制断種・堕胎、嬰児殺については、本書第2章の「胎児・臓器標本の謎」で書きました。では、宗教者が設立した私立の療養所ではどうだったのかは、私の一つの関心事です。

検証会議最終報告書（第13　ハンセン病強制隔離政策に果たした各界の役割と責任　第2　宗教界）では、深敬園についても触れられています。綱脇龍妙が光田健輔全生病院長を訪ね、園内結婚の方針を参考にしたことから、「結果としては、優生思想に基づく国の絶滅政策への追従であり、綱脇の『深敬精神』なる宗教的立場からの救済思想をもっても、隔離政策遂行のためにいのちを奪う、子供をもうけるという人間として極めて当然の営みを阻害することの過ちを見出すことはできなかった」と指摘されました。

加藤前掲書によると、深敬園で断種が行われていたことを示す資料としては、『身延深敬園満五十周年記念』（身延深敬園、1956年）があり、「12、風紀と結婚」の項目に、入所者の結婚を認めていること、「当人達の希望で男の方に断種法を施している」と記されているとあります（私はこの資料を直接確認することができていません）。このことを綱脇美智は、加藤に問われてこう答えています。

断種した人はあります。でも、ご本人の希望によってです。中にはもう社会復帰はできないという病状だった人で、してくれといった人がありますね。こちらからしなさいとは言いませんでした。断種したものの、「社会」へ出てからまた元へ戻してほしくて、手術しなおして子どもをつくった人もいます。（加藤前掲書）

2008年1月24日に刊行された『我深く汝等を敬ふ 綱脇龍妙自伝』（限定50部の私家版）の「はじめに」で、発行者の綱脇直美（美智の娘、龍妙の孫）が検証会議最終報告書での指摘に対して、「ハンセン病問題において強制隔離政策等糾弾されても仕方の無いこともありますが、時代背景をも考慮された解釈があって欲しかったと思うのは、看る側にたった人間の一人だからでしょうか」と述べています。

加藤はそれに応答するように、ほぼ同時期に出た山本須美子・加藤尚子『ハンセン病療養所のエスノグラフィ――「隔離」のなかの結婚と子ども』（医療文化社、2008年1月20日刊行）の中で次のように総括します。長くなりますが引用します。

医療関係者や宗教家が、思惑はともあれ献身的に病者をかくまえばかくまうほど、社会差別が残存する構造は確かに存在する。現場で働く人たちは、そもそも現実の制度を踏まえて現実の生活をケアする役割を担っている。現状の体制下で、患者のケアに尽くせば尽くすほど、その体制を支える構造になっている。〔…〕このように、絶対隔離絶滅システムの論拠は明快である。〔…〕深敬園を例外扱いしてはハンセン病問題の本質に迫れないと述べた（述べたのは加藤―引用者）。しかしながら、深敬園が隔離政策への追従責任を負うことにはいまだに確信がもてない。その絶対隔離絶滅システムのどこに深敬園が位置するのか、「救らい」の人たちの献身や熱意をどう解釈すればよいのか不明である。〔…〕深敬園の強制隔離政策への追従責任を否定するためではなく、ハンセン病問題の全体像を見るために、〔…〕もう一つのハンセン病療養所がたどった百年の歳月の検証が必要だ。

（山本・加藤前掲書）

それぞれの文献がいつ公にされたかの日付けまでを丹念に追っていくと、関係者、研究者がどんな関心を持ってこのことに当たっていたか、その息づかいまでもが伝わってくるようです。検証会議が報告書を出した２００５年３月時点では、深敬園を運営してきた当事者の証言資料（加藤『もう一つのハンセン病史』２００５年11月）がまだ刊行されていなかったこともあって、前述のような「結果としては、優生思想に基づく国の絶滅政策への追従であり、綱脇の『深敬精神』なる宗教的立場からの救済思想をもっても、隔離政策遂行のためにいのちを奪う、子供をもうけるという人間として極めて当然の営みを阻害することの過ちを見出すことはできなかった」という記述になったのではないかと想像します。

はたして「追従」といえるのかを問うた前ページ加藤の叙述に言い尽くされているとは思いますが、今後は医療関係者や宗教関係者による研究もさらに進み、園の歴史や綱脇家の人びとの営みの意味が解明されることでしょう。私も関心をもって学んでいきたいと思います。

❷ 湯之沢部落とバルナバ・ミッション
――コンウォール・リーの救済活動
【群馬県草津町】

名泉草津にできた自治的療養地

「草津よいとこ一度はおいで」――自然湧出量日本一を誇る名泉草津温泉。古くからさまざまな効能がいわれ、多くの湯治《とうじ》客を集めてきました。ハンセン病にもよいとされたため、日本で唯一のハンセン病の自治的療養地・湯之沢《ゆのさわ》部落が生まれました。

湯之沢部落はたんに〝ハンセン病患者が集住していた一角〟ではなく、1887（明治20）年に開村し、現在の国立療養所・栗生楽泉園（群馬県吾妻《あがつま》郡《ぐん》草津町）などに患者が移転して、部落が解体する1942（昭和17）年までの55年間存続した正式の行政区でした。

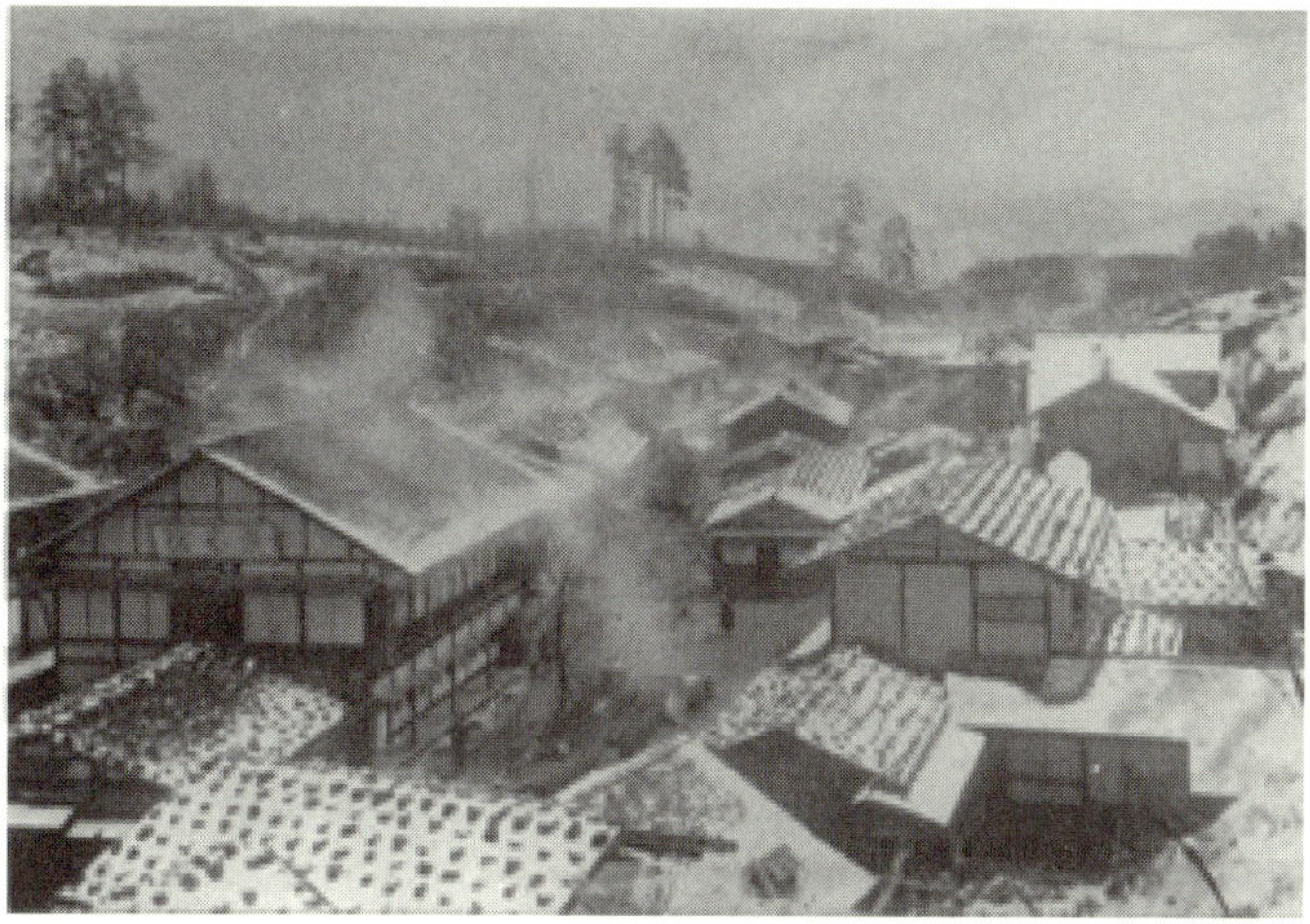

昭和初期の湯之沢部落（上）と湯之沢区古地図（下）
（いずれも国立療養所栗生楽泉園提供）

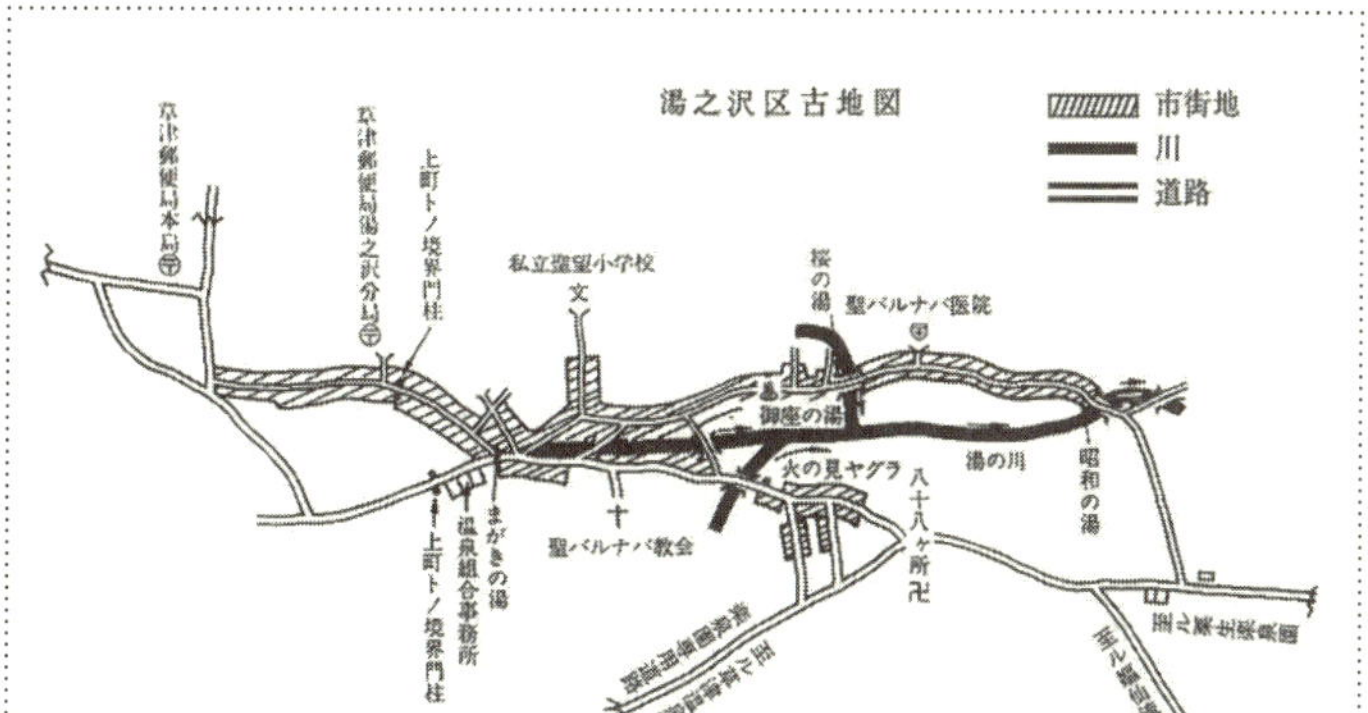

移転を強いられた患者たち──湯之沢部落の建設

『風雪の紋──栗生楽泉園患者50年史』（栗生楽泉園患者自治会、１９８２年）では、湯之沢部落ができる前後の歴史が「前史 湯之沢部落」として１００ページにわたって患者・回復者の手により詳述されています。これを読んで私は、ハンセン病患者が旅館経営者や行政の思惑に翻弄《ほんろう》されながら適切な治療と安心できる生活空間を求めてたたかった歴史に心を打たれると同時に、書き手の調査力と筆力に圧倒されました（以下主に同書を参照）。

草津温泉は戦国時代から戦乱で負傷した兵の湯治で栄え、豊臣方の武将、敦賀《つるが》の大谷吉継《おおたによしつぐ》はハンセン病の治療で訪れたと考えられています。江戸時代にはとくに御座《ござ》の湯と滝の湯がハンセン病に効果があるとされました（現在、御座の湯は湯畑《ゆばたけ》前に新しくつくられています）。

草津は標高１２００メートルの高地にあり、冬は積雪と零下10度以下の寒さで陸の孤島となるため、住人には麓の村に移り住む「冬住《ふゆずみ》」の習慣がありました。村人が去った後、湯治客で病気が悪く家に帰ることができない人や、故郷の家族から仕送りがない人は、湯之沢にある「骨ケ原《こつがはら》」と呼ばれる谷に生きながらに投げ捨てられたといいます。後年、湯之沢部落をつくる際に、大量の人骨が発掘されました。冬住の慣習がなくなったのは１８６９（明治２）年に草津温泉を全焼した大火がきっかけで、財産をなくした旅館経営者が復興資金の工面のために麓の住居を売り払い、冬も草津に住むようになりました。

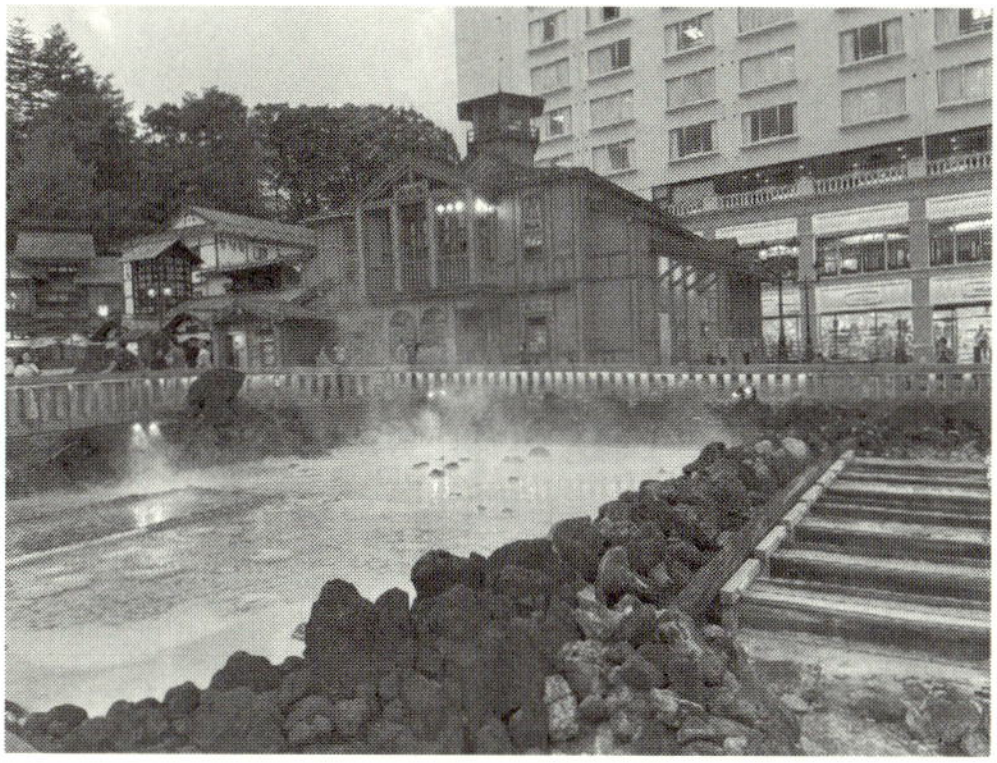

観光客で賑わっている現在の草津温泉湯畑（2024年、著者撮影）

　このころ草津温泉ではハンセン病患者や梅毒《ばいどく》患者が多く湯治していましたが、一般の浴客との混浴が普通でした。しかし、温泉街が繁栄してくると、旅館経営者は患者を排除し、「裏壺《うらつぼ》の客」と呼んで冷遇するようになりました。「壺」とは部屋のことで、患者たちは旅館の裏口から出入りし、屋根裏部屋や物置をあてがわれて、一般客が入浴しない夜中の入浴を強いられました。経営的には儲かる長逗留《ながとうりゅう》の患者を、経営者は手放したくなかったのです。

　一方で、村の有力者の中では、湯之沢一帯に患者の居住入浴区域を新たにつくり、温泉街から患者を分離する計画が進行します。湯之沢は

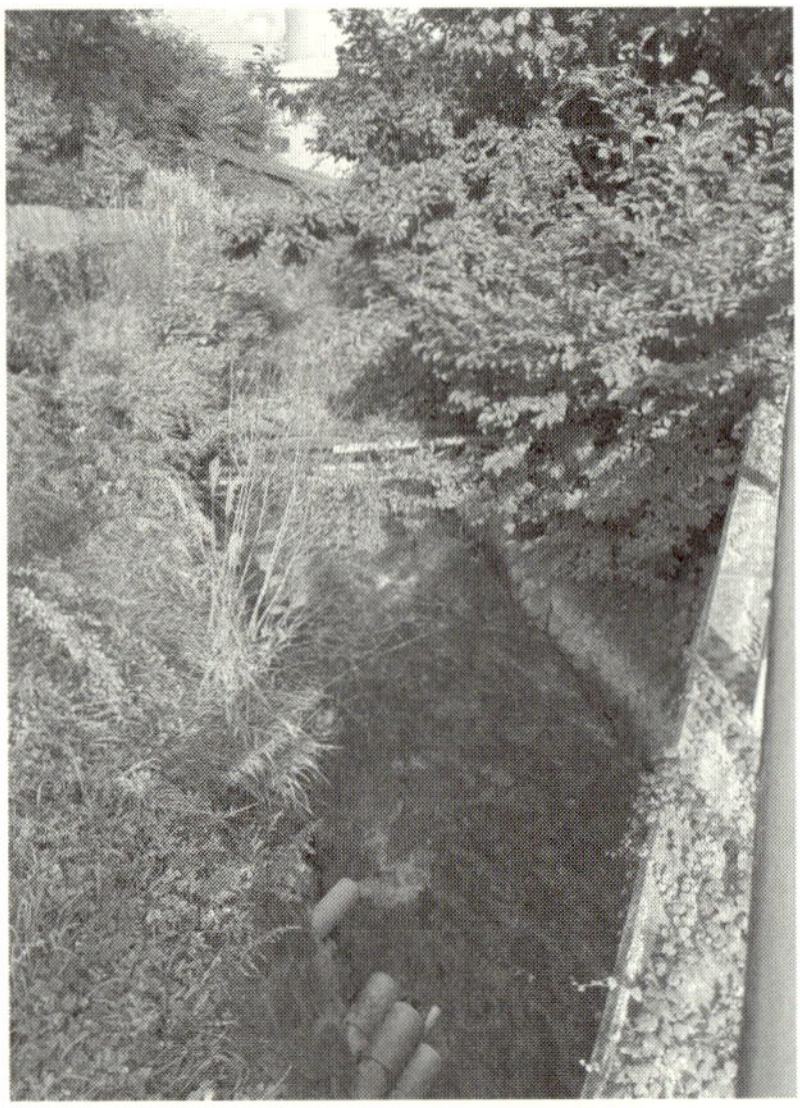

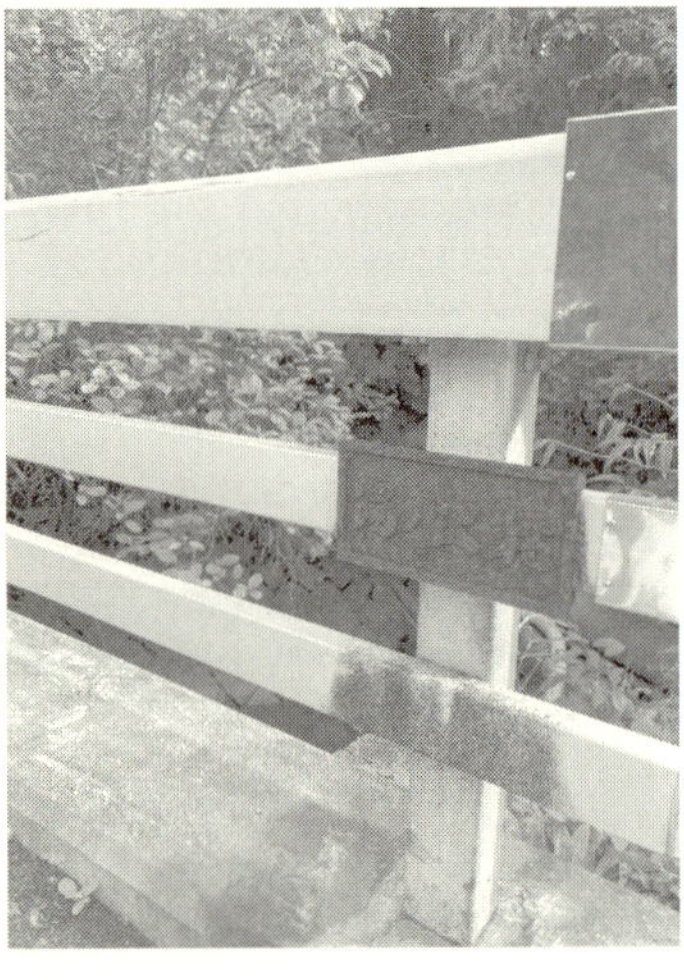

現在の湯川（上）と、そこにかかる湯ノ沢橋（下）。湯之沢の名をとどめるのはこの橋だけと現地で聞く（いずれも2024年、著者撮影）

温泉街の外れの湯川流域の狭い谷地で、熊笹が生い茂る未開地。湯川には温泉街の汚物が投棄され、患者が投げ捨てられた骨ケ原もあり、忌《い》み嫌われた地域でした。計画を知った患者たちは役場に押しかけて激しく抗議したといいます。「裏壺の客」として隠れるように湯治していたのに、さらにそんな場所に追いやられようとしたからです。

しかし、患者たちは熊笹を刈り、荒地を整備して新しい村の建設を始めました。行政側が温泉街からの患者排除の方便とした「自由の別天地に自由の療養を」という言葉を逆手にとり、世界で初めての患者たちの手による自治的な療養村をつくろうと意欲を燃やしたのです。全国的には故郷を追われ放浪する患者が巨大寺院周辺にスラムを形成し、参拝客に物乞いをする状況がある中で、湯之沢の療養村の建設は画期的なことだったといえます。

1887年に開村した湯之沢部落の患者たちは、全国から集まるハンセン病などの湯治客を対象にした旅館経営を始めました。すると、食料品、日用雑貨、薬などの商店ができ、大工や左官、商店の従業員、旅館の炊事・洗濯、患者への点灸《てんきゅう》など、さまざまな職業が成り立つようになりました。郵便局もでき、納税や兵役の義務を果たし、町議会議員を輩出、最盛時には800人以上が住む自治の村となりました。

しかし、部落には病院がなく、旧来の点灸と湯治では病の快癒《かいゆ》は望めず、絶望感から酒と賭博《とばく》で身をもち崩す者も出て、傷害事件も頻発、人々の生活は荒れていきました。

コンウォール・リーのバルナバ・ミッションの開始

そうした状況を目にして、草津で救済活動をしたのが、英国人宣教師メアリー・H・コンウォール・リーでした。中村茂『草津「喜びの谷」の物語——コンウォール・リーとハンセン病』（教文館、2007年）にその業績が詳しく記されています（以下は主に同書を参照）。

熊本で回春病院を開き、日本のハンセン病者救済の草分けであった英国人宣教師ハンナ・リデルは、湯之沢部落の「悲惨な有様」を知って嘆き、1915年、リーに湯之沢部落への同行を求めます。リーは「救う喜び」を求めて東京などで活動していましたが、すでに湯之沢で伝道を始めていた宿澤薫《しゅくざわかおる》から湯之沢の話を聞き、そこでの奉仕を〝天命〟と直感します。翌16年、リーは草津へ移住して、拠点となる草津聖バルナバ教会[*6]（日本聖公会）を設立し、この地で「バルナバ・ミッション」を開始します。

＊6　バルナバとは新約聖書の「使徒行伝」に出てくる初期キリスト教会のメンバーで、聖人とされた人。名前の意味は「慰めの子」。

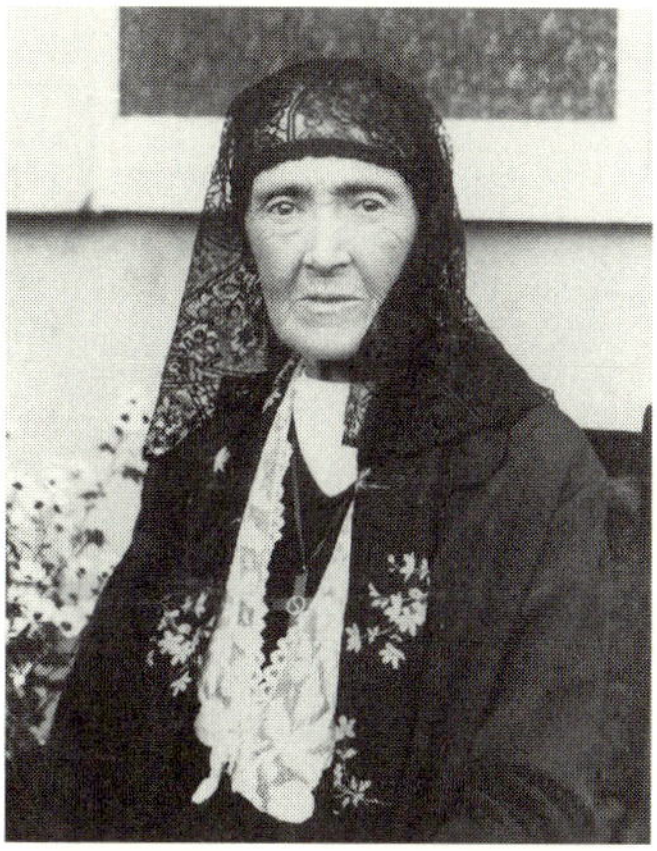

メアリー・H・コンウォール・リー（1857 − 1941）
（国立ハンセン病資料館提供）

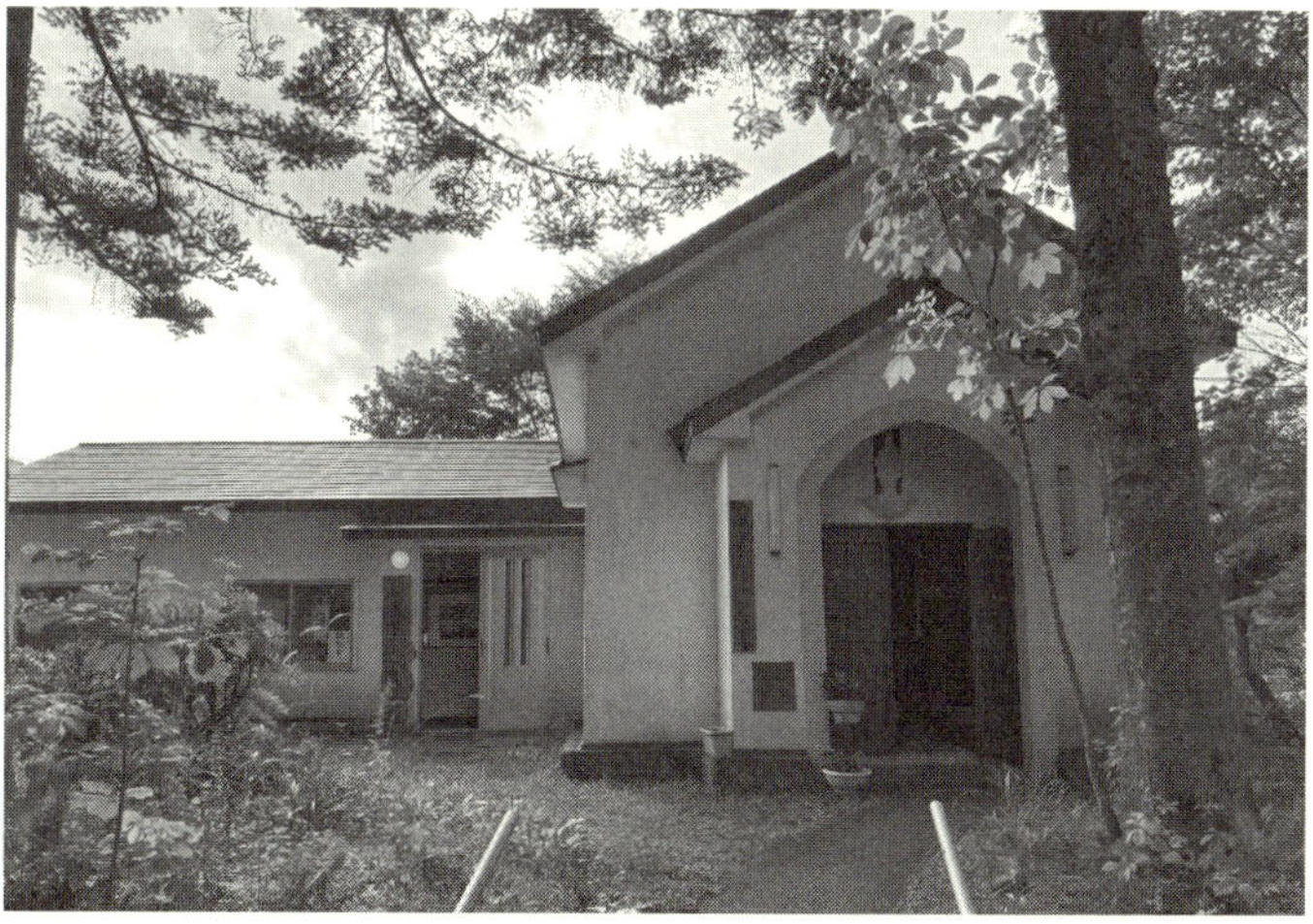

聖バルナバ教会。左部分はリーかあさま記念館（2024 年、著者撮影）

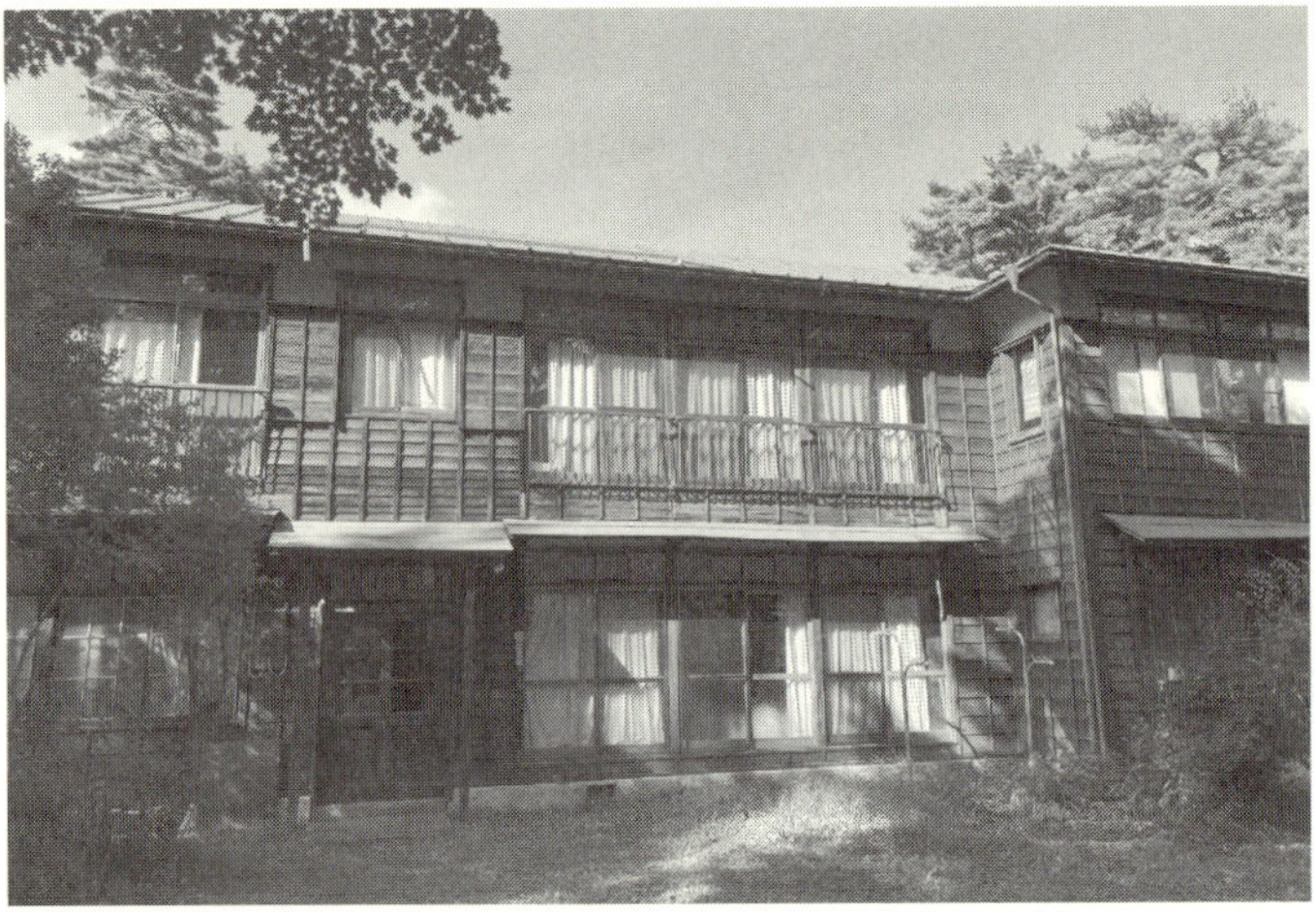

マーガレット館。1936年に焼失し再建された。現在は聖公会北関東教区の研修所として利用されている（2024年、著者撮影）

その内容は、教会活動、病者が生活するバルナバ・ホーム事業、教育活動、医療事業に大別されます。まずつくったのは独身女性患者のための「愛の家庭」でした。ハンセン病は発病率に男女差があり、患者に男性が多いため、女性の保護が必要だったのです。そして、男性用ホーム、夫婦用ホーム、感染していない子どもの施設マーガレット館などが次々とつくられ、三十数棟のホームとなりました。それらを総称してバルナバ・ホームと呼びます。「当初、聖バルナバ・ミッションはリー女史の財産が費用に充てられたが、やがて英国や米国からの寄付にも大きく依存するに至った」（コンウォール・リー

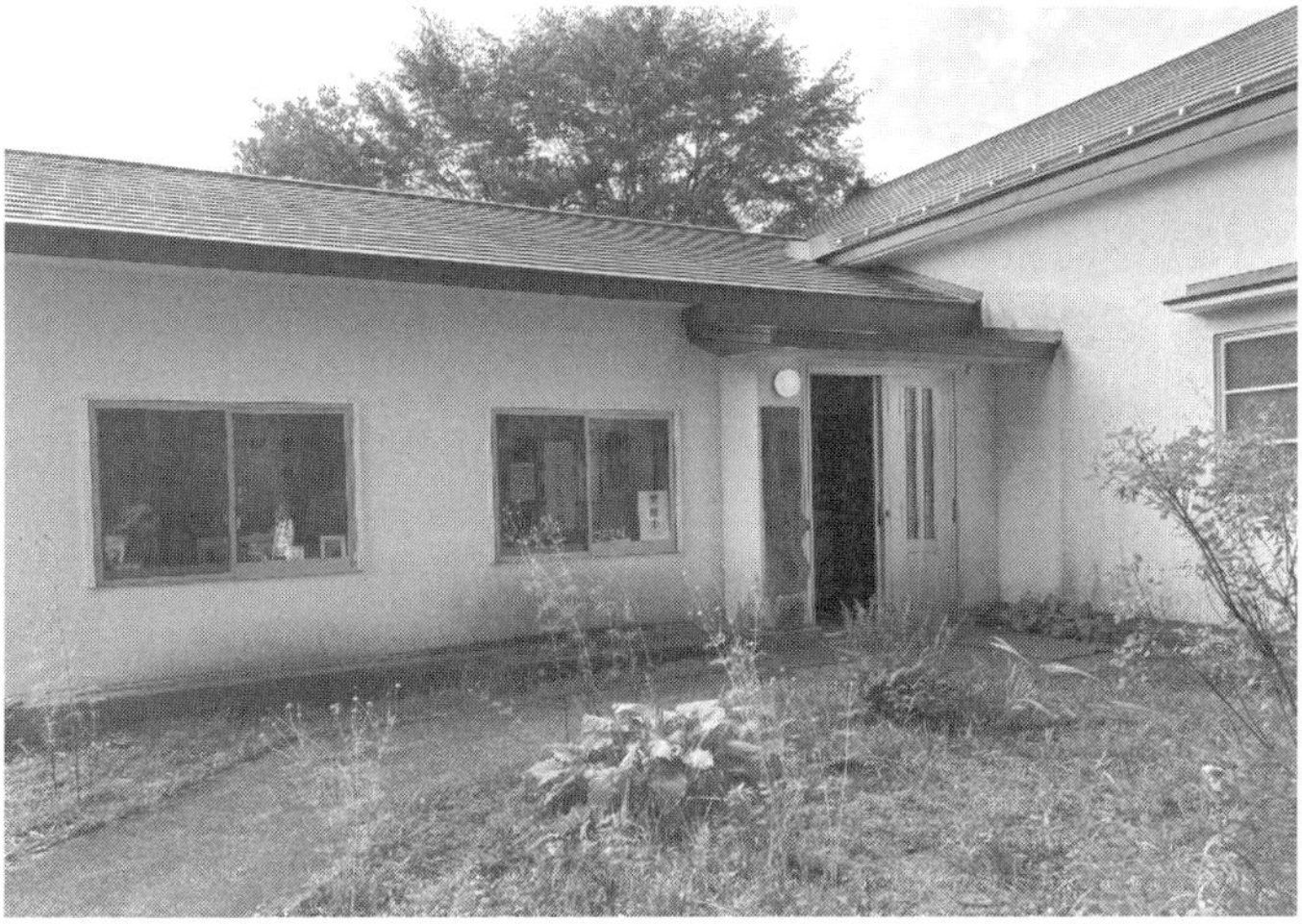

リーかあさま記念館（2024 年、著者撮影）

女史顕彰会編、中村茂監修『写真集・コンウォール・リー女史物語――その生いたちとハンセン病者への奉仕の生涯』日本聖公会北関東教区、２００７年）といいます。

これまで草津に取材に行った時に

◎ リーかあさま記念館 ◎

住所：群馬県吾妻郡草津町
大字草津 289
草津聖バルナバ教会に併設
電話：090-5311-6760
開館期間：4 月～ 10 月
（冬季は閉館）

＊ 実際に観覧される場合は、開館日、開館時間などをウェブサイトでご確認ください。

は、「リーかあさま記念館」（日本聖公会北関東教区運営）は閉館していて、２０２４年10月、ようやく訪ねることができました。同館は聖バルナバ教会に併設された小さな資料館です。リーの遺品や、リーがヨーロッパや草津の風景をスケッチした水彩画が展示されています。

リーの逸話として最も印象的なのは「湯灌《ゆかん》」の話です。湯灌とは、死者を棺に納める前に湯で清拭《せいしき》することで、当時の湯之沢では患者が死亡しても湯灌せずそのまま土葬するのが普通でした。リーが草津に来てからは、自ら死者の家に出かけていき、爛《ただ》れた体を洗い清めてから火葬するようにしました。同行した牧師は強烈な臭いのため卒倒したこともあるといいます。リーが草津にいた20年間で湯灌した人は３００人を超えています。

記念館には、湯灌を手伝った経験がある名和あいさん（女性用ホーム聖マリア館の入居者）の手記が展示されていました。

かあさまは病床にある人達を度々訪問されましたが、亡くなりますとお出《い》でになりお祈りをなさいました。そして御自分のお体を低くして、看護をした皆に対し、ご苦労様でしたとの御挨拶があり、納棺の時間をお聞きになります。〔…〕一斗樽《とだる》二つに温泉を汲み入れ納棺の全ての準備を整えておきます。やがてかあさまがお出でになりますと、タオルを絞ってお渡しするもの、拭うのをお手伝いするもの、それぞれに手分けしてお手伝いします。かあさまはたいてい遺体の下半身を拭《ぬぐ》われました。着物を剝してしまうのではなく、着物の下にそっとお手を入れられ拭われるのでした。その時かあさまがおっしゃった言葉を思い出します。

「私はキリストの時代には居りませんでしたので、キリストをお拭い申し上げる事は出来ませんでした。ですから皆さんの体をキリストと思って拭わせていただきます。」（「リーかあさまの想い出（３）」『高原』１９７７年10月号、栗生楽泉園慰安会）

自分の物は必要最小限しか持たず、全てを患者に与え、「西洋乞食《こじき》」とさえいわれたリーは、患者たちから「かあさま」と慕われていました。現在、記念館の前には「コンウォール・リー頌徳《しょうとく》公園」が広がっています。公園の東部分、湯川に近い所に胸像と記念碑が建っています。遊具もありますが、遊ぶ子どもの姿はありませんでした。草津町はリーを２０１９年に名誉町民にしましたが、草津温泉を世界に紹介し、「草津の恩人」と称えられるドイツ人医師ベルツに比べると、現在の町民にはあまり知られていないと、記念館を案内してくださった方は話していました。

このように賛辞の絶えないリーですが、別の側面もあったようです。バルナバ・ホーム建設の次にリーが着手したのは、医師のいない湯之沢部落で切望された病院の設立でした。

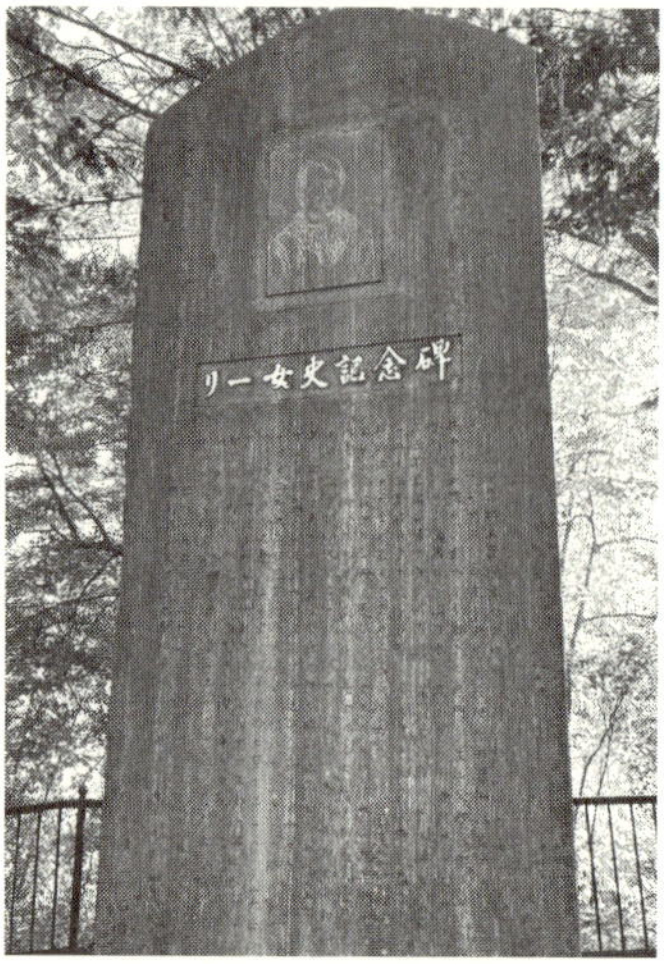

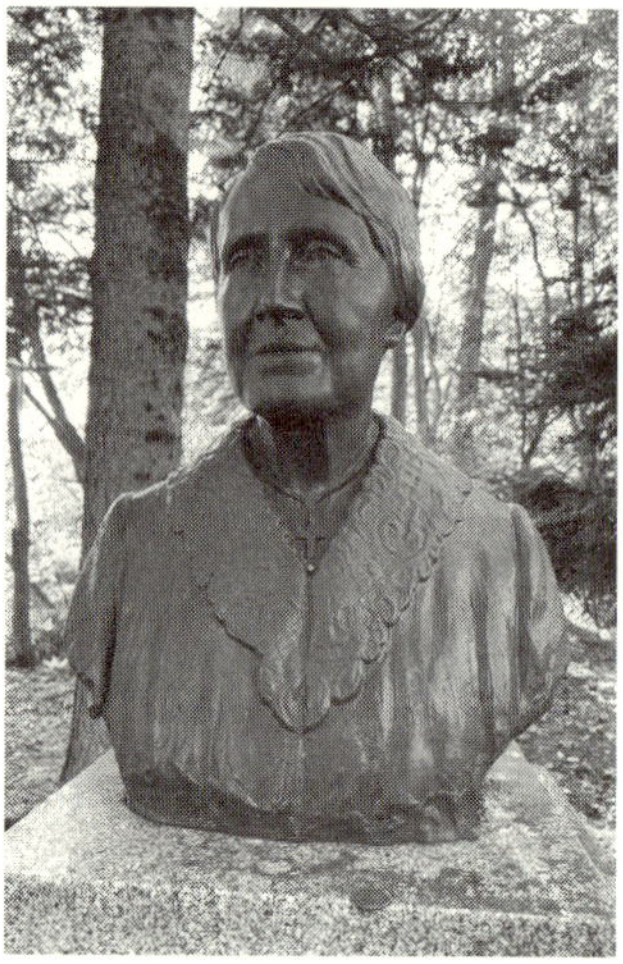

リーの記念碑（左）と胸像（右）。コンウォール・
リー頌徳公園内（いずれも2024年、著者撮影）

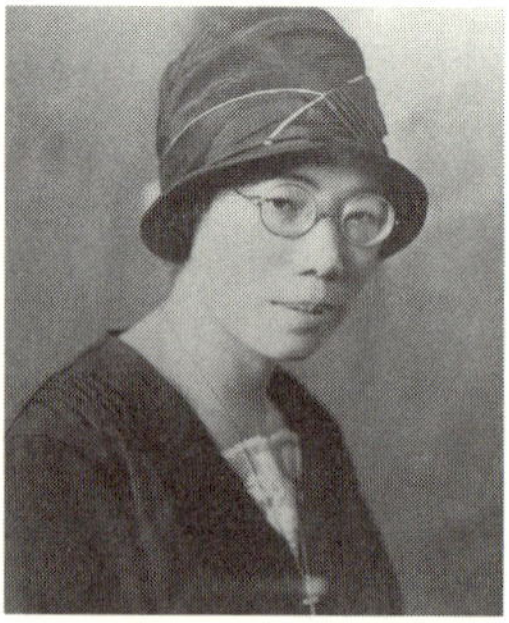

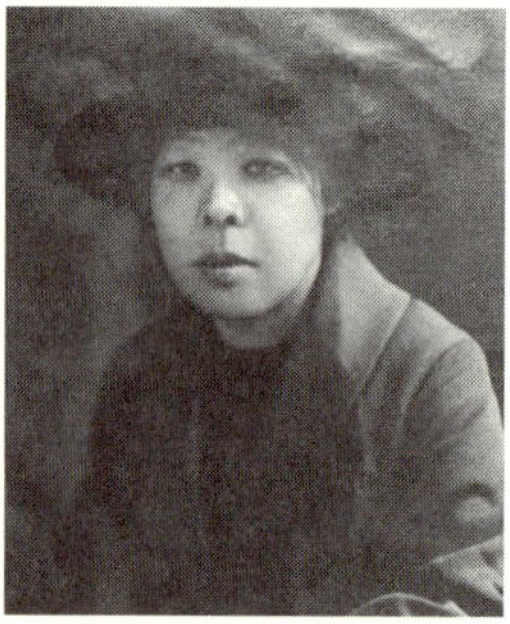

三上千代（1891 − 1978）　服部けさ（1884 − 1924）
（いずれも国立ハンセン病資料館提供）

看護師・三上千代と医師・服部けさを迎え、[*7] 1917年、聖バルナバ医院を開設。湯之沢部落だけでなく、温泉街や草津以外の住民の医療も担いました。

カソリックのリーとプロテスタントの三上・服部との間には、次第に溝が生じていきました。医学的知識がないリーは、予防、消毒などに注力する三上・服部とは、患者への接し方が異なりました。さらには、リーが日本人をイギリス人より下に見て、三上・服部を使用人のように扱うことが、2人との溝を深めたといわれます。[*8]

日本人の手でハンセン病者救済をすべきと決意し、三上・服部は聖バルナバ医院を離れ、24年、湯之沢と上町（温泉街）の境に、日本人の手による初のハンセン病病院・鈴蘭《すずらん》医院を開院します。

リーは、ハンセン病の子どもの教育にも力を注ぎ、25年には聖バルナバ教会内で病児の

＊7　服部は鈴蘭医院開院から23日後に40歳で死去。三上は療育施設鈴蘭園を開設、のちに各地のハンセン病療養所に勤務し、その功績に対し57年、ナイチンゲール記章受賞。
＊8　リーと三上・服部の間の確執については、加賀谷紀子「救癩活動に尽くした看護師三上千代・女医服部けさと宣教師コンウォール・リー女史との協働と離反―湯之沢部落における活動に焦点を当てて」（『八戸学院短期大学研究紀要』第39巻、八戸学院短期大学、2014年）に詳しい。

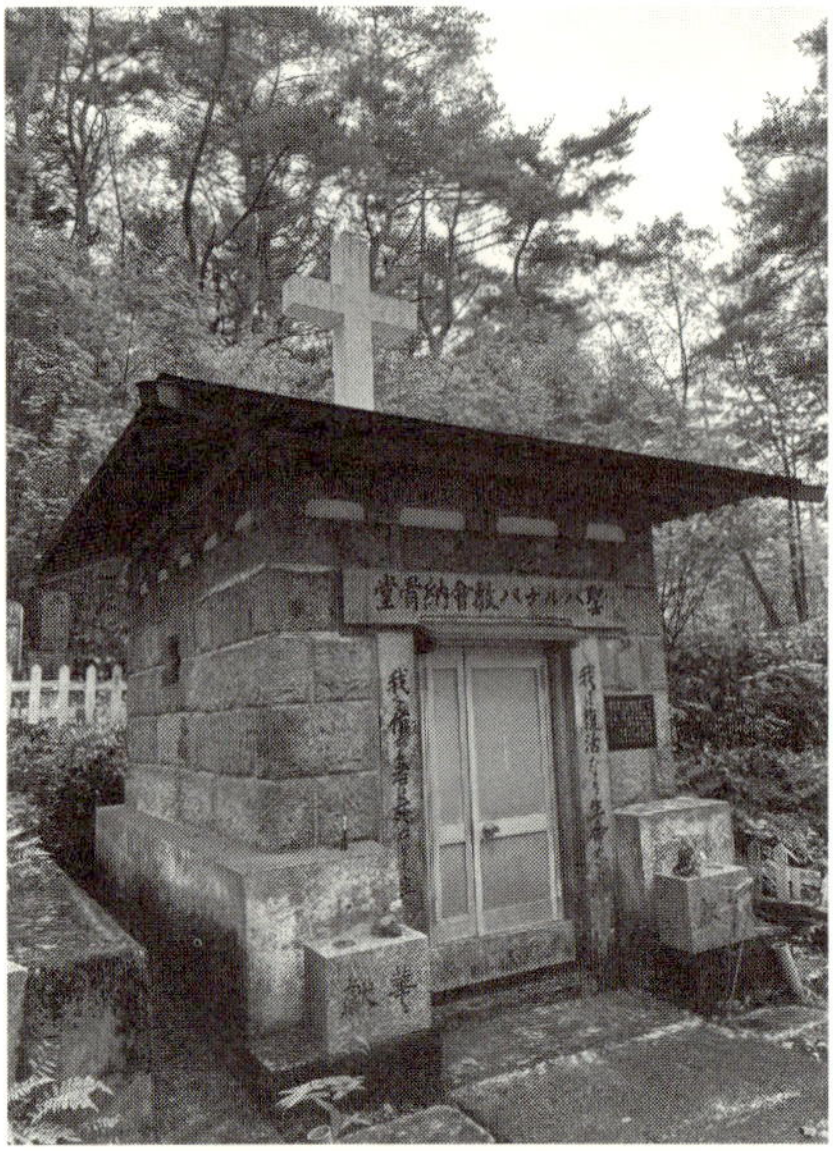

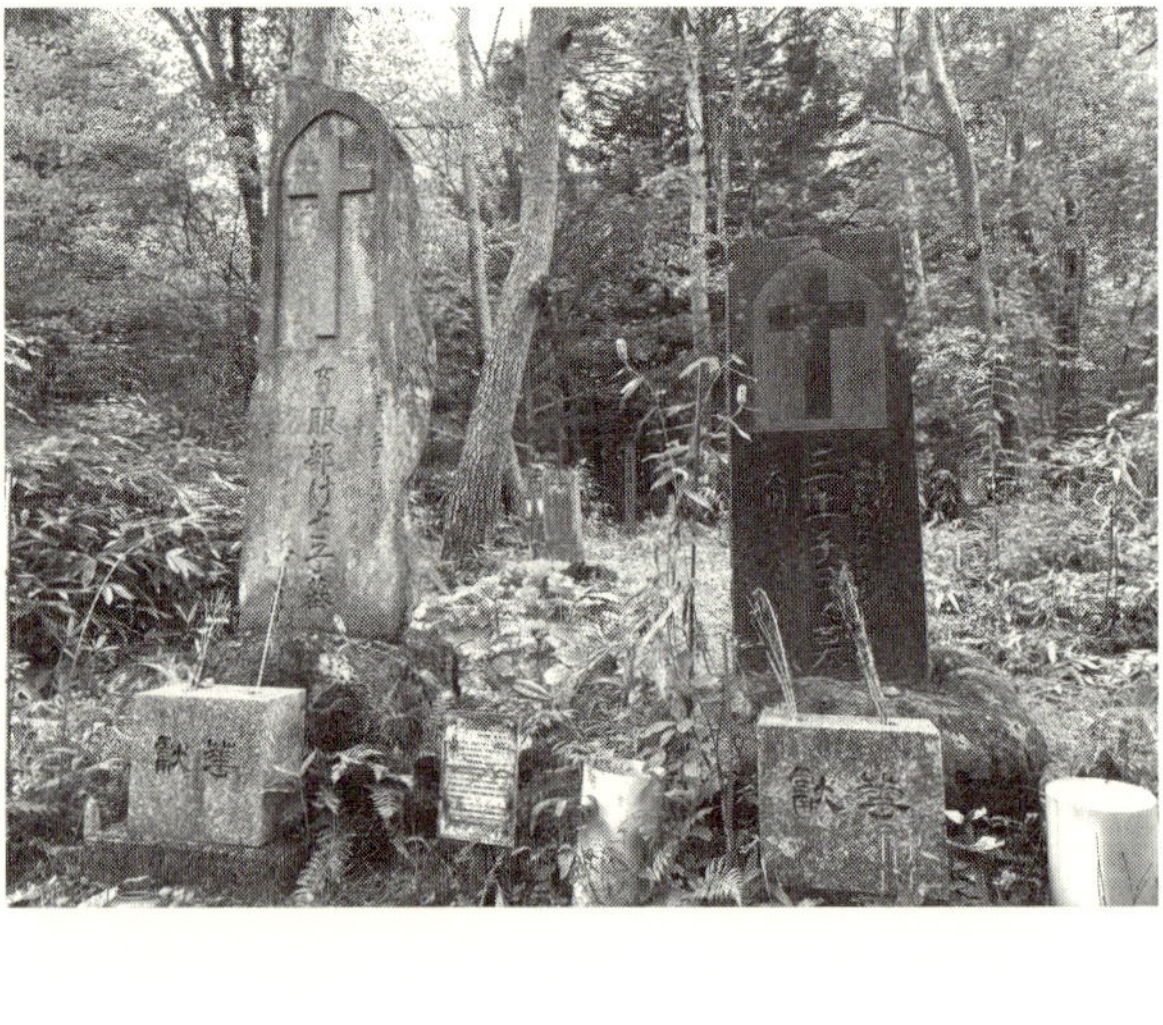

聖バルナバ教会納骨堂（上）と三上千代と服部けさの墓（下）（いずれも2024年、著者撮影）

ための夜間教室を開始、後に聖バルナバ望小学校、聖望小学校となります。湯之沢部落の人口が800人を超えた1930年、バルナバ・ホームに住む人は271人、教会の信徒は569人となりました。このことは「湯之沢においで聖バルナバ・ミッションがいかに経済的・精神的に大きな役割を果たしていたかを物語ってい」（中村前掲書）ます。

今回の取材で、記念館で場所を教えてもらい、リーの遺骨が収められている聖バルナバ教会納骨堂に行くことができました。町民墓地に隣接した小高い丘にあり、静謐《せいひつ》な空気が漂っていました。同じ場所に、三上と服部の墓もありました。リーとの間に生じた確執から聖バルナバ医院を離れた2人が、草津のハンセン病患者救済に尽くした人たちが集まる場所で一緒に眠っていることを知りました。

リーの来日の動機は？

リーは、「私がハンセン病者に奉仕するという喜ぶべき仕事をさせていただいているのは、少女のころウィルキンソン師から影響を受けたからです」と述べています。リーが通っていたロンドンの聖ペテロ教会の牧師、G・H・ウィルキンソンです。その教えとは、「私たちが試練にさらされたときの危険は、力を落とすことです。〔…〕十字架の死に至る苦しみの中にあっても人々を思いやったイエス・キリストの、徹底した自己犠牲の生涯を見つめることが大切なのです」というものです（コンウォール・リー女史顕彰会編前掲書）。

では、リーが日本に来た動機は何だったのか。本人が語ろうとしなかったため、長く謎に包まれていました。そこに着目した研究があります。青山静子『英国女性宣教師　メアリー・H・コンウォール・リー――ラブロマンス作家からハンセン病者救済活動家へ』（ドメス出版、２０１２年）です。

兄のネヴィル・エドモンド・コンウォール・リーは英海軍の軍人で、立派な功績もありましたが軍を退役、１８８６年、32歳の時に逮捕されます。罪名は「男色《だんしょく》未遂」。10歳の少年に対する性加害未遂でしたが、それまで何件かの既遂の余罪があると認められ、陪審員は「未遂」の有罪と評決しました。兄は10年の懲役刑となり、刑期を終えると逃げるようにオーストラリアに移住。48歳の時、膵臓腫瘍《すいぞうしゅよう》による貧血でホテルの一室で意識不明か死亡した状態で発見されるという孤独な最期を迎えました。

メアリーは兄の収監中に小説家として世に出ていました。しかし兄の死は衝撃で、同居していた母親は息子の喪失感の中で死去。母の死の直後の１９０７年、50歳の時、リーはイギリス国教会の宣教師の一員となり、日本に赴きます。

青山は前掲書で、「名家出身のラブロマンス作家」であったリーは、「兄のプライド、家族のプライドを守りたい」一心で、「兄のことを誰も知らない人たちが暮らすところ、自分が黙っていれば、決して、兄について聞かれることのないところに行くこと」つまり、「英国から出て行く」ことを選んだ、と考えます。そしてリーは「日本に来た本当の理由をどんなことがあっても打ち明けることはなかった」のです。

当時のイギリスの法律では、性犯罪を犯さなくても同性愛自体が重罪でした。[*9] 宗教上の罪とされたからです。そのことが、結果として兄を性犯罪に追い込んだとすれば、時代と社会の犠牲となった家族といえないでしょうか。

＊9　イギリスでは1885年の刑法改正法以来、同性愛は犯罪として扱われました。1967年にイングランドとウェールズで、21歳以上の男性同士の同性愛行為を合法とし、スコットランドでは1980年、北アイルランドでは1982年に犯罪ではなくなりました。

2022年にイランで、LGBTI（レスビアン、ゲイ、バイセクシャル、トランスジェンダー、インターセックス）の人権活動家の女性2人に死刑が宣告されるなど、現在も同性愛などを死刑を含む犯罪とする国が多数存在しています。International Lesbian, Gay, Bisexual, Trans and Intersex Association=ILGA が最新の地図情報を発信しています。

ふたたび移転を強いられた患者たち——栗生楽泉園へ

「満洲事変」で日本が中国への侵略戦争を開始した1931年、それまで浮浪患者を隔離の対象としていた法律「癩予防ニ関スル件」（07年）を強化し、在宅患者も収容できるようにした「癩予防法」ができました。同法に退所の規定はなく、患者を一生隔離して最終的には絶滅させる「絶対隔離政策」が本格化しました。同年、日本初の国立療養所長島愛生園が岡山に開所し、草津には栗生楽泉園の建設が決まります（32年開所。それまで全国に5箇所あった連合道府県立療養所も41年、国立化されます）。

楽泉園への移転を求められた湯之沢部落の患者たちは、自治的な生活が奪われることを恐れていました。そうした患者たちを説得したのは三上千代でした。前出『風雪の紋——栗生楽泉園患者50年史』によると、三上は患者との長いつき合いで患者をよく知っており、光田健輔院長の下での全生病院での勤務経験も生かして、国の保護下での療養の利点を熱心に説いて回りました。このころの三上の心情を端的に表す言葉が残されています。

万世一系の皇統を頂く、世界に比類なき、神々《こうごう》しき我国に、生を受けた我々は、如何《いか》ばかり恵まれた国民でありましょう。〔…〕我らに、唯一の恥辱が残されてあります。それは「癩病の一等国」という、有り難くない名称でよばれて、列国から侮辱されておる事があります。〔…〕実に嘆かわしい面汚しではありませんか。〔…〕もう「癩絶滅」という問題は、前途を悲観すべきものでは無くなったのであります。即ち〔…〕隔離法を励行すればよい事になります。

（「癩の根絶」『社会事業』第11巻10号、中央社会事業協会、１９２８年）

コンウォール・リーが湯灌でイエスの代わりにハンセン病者の体を拭ったと同じように、三上は「ライはキリストなり」という言葉をよく口にしていました。その一方で、隔離政策の正しさを疑わず患者収容に貢献した顔があり、三上にとってそれらは矛盾するものではなかったのです。

楽泉園の予定地にはバルナバ・ホームのいくつかがありましたが、県からの要請で立ち退きました。高齢となり、湯之沢の厳しい冬に耐えられなくなったコンウォール・リーは、36年、兵庫県明石《あかし》へと移っていきました。翌37年、日中戦争（中国への本格的侵略戦争）の開始で日英関係が悪化すると、バルナバ・ミッションへのイギリス、アメリカ、カナダからの資金援助が途絶し、41年４月、復活祭を機に解散することとなりました。

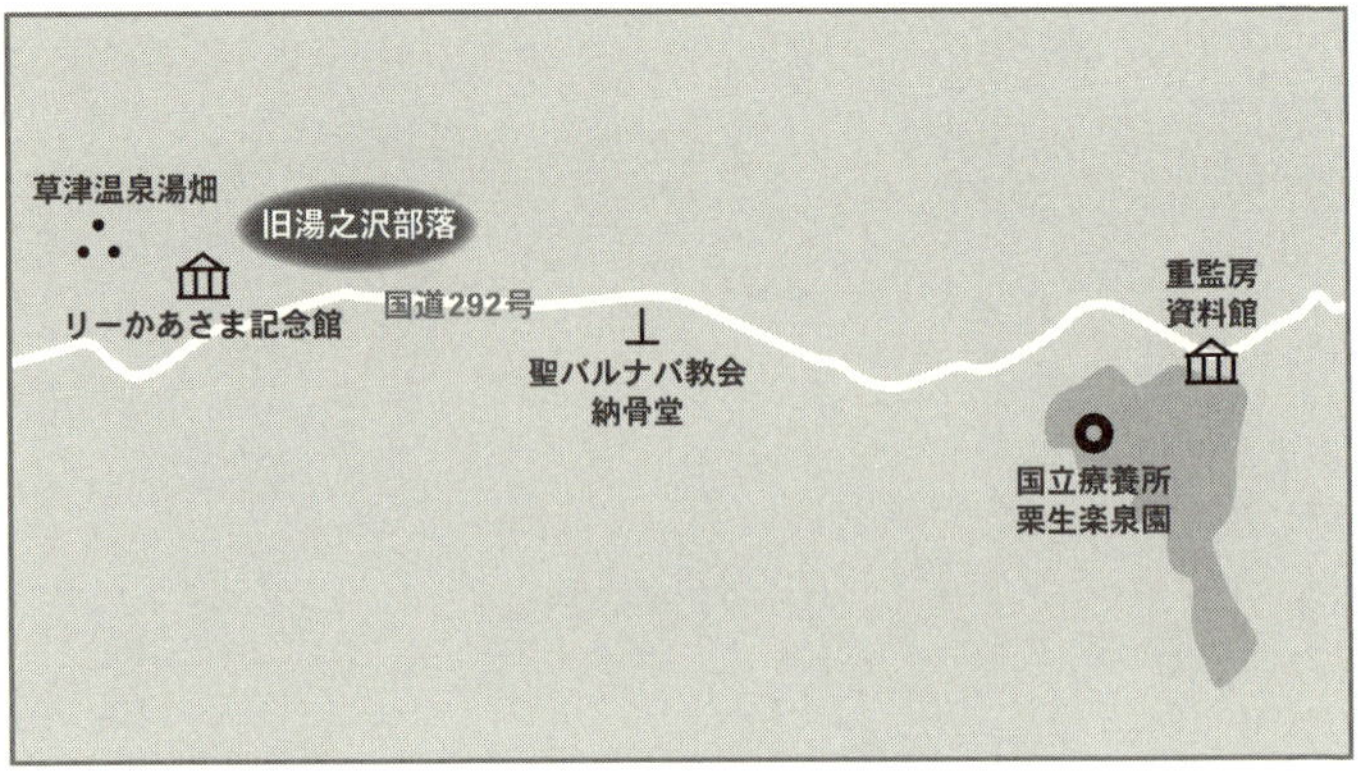

草津温泉湯畑、リーかあさま記念館、旧湯之沢部落、聖バルナバ教会納骨堂、栗生楽泉園、重監房資料館の位置関係（略図）

バルナバ・ミッションの解散は湯之沢部落解散への「導火線の役割」（『風雪の紋』）を果たすことになりました。同書によると、栗生楽泉園には湯之沢部落移転交渉委員会副員として警察官が駐在していて、「貴様らの生殺与奪《せいさつよだつ》の権はわが手にあり」と、ことあるごとに脅していたといいます。このころ政府は全国で「無らい県運動」を展開し、警察が患者を探し出して療養所に収容していました。

熊本の本妙寺事件で反抗的と目された患者幹部が、楽泉園内にすでにつくられていた重監房《じゅうかんぼう》（患者用の監獄）に移送、投獄されており、それを目のあたりにしていた湯之沢部落の人々にとっては、警察官の言葉は単なる威嚇《いかく》ではなかったのです。そうした緊迫した空気の中で、湯之沢部落の人々は粘り強い補償要求を貫きま

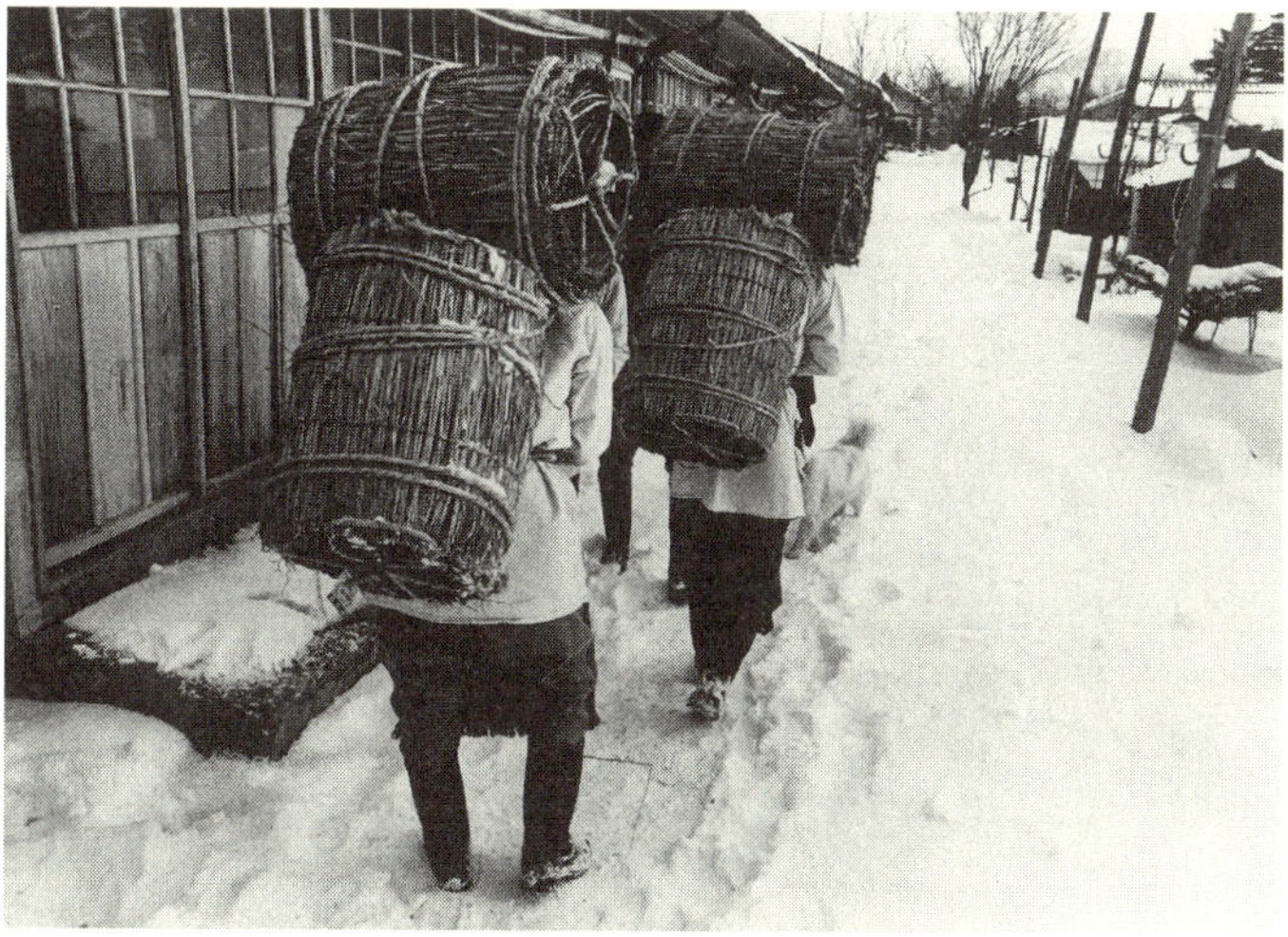

栗生楽泉園の冬季の木炭運び
（1966年、撮影：趙根在、国立ハンセン病資料館提供）

した。楽泉園内に10坪程度の戸建ての家を建て入所を認める方法も進められ、今も園内に存在しています。

バルナバ・ミッション解散の翌月、41年5月、湯之沢部落の解散式が聖バルナバ教会で行われ、患者たちは栗生楽泉園、長島愛生園（岡山）、多磨全生園（東京、１９４１年、全生病院から国立療養所に）へと移っていきました。42年に患者たちの移転が完了すると、部落はその55年の歴史を閉じたのです。

こうした顚末《てんまつ》を見る時、楽泉園に移転していった患者たちのその後を思います。療養所で必要な労働は「患者作業」という名の強制労働によって担われました。草津の冬は雪深く、木炭運びがほかの暖かい地方の療養所にはない仕事として、患者の肩に文字通り重くのしかかりました。そうした中で、末梢の感覚がない患者たちは、手足を失っていったのです。

重監房跡地・重監房資料館を訪ねて——極寒の地に置かれた懲罰施設

楽泉園の中にある重監房跡地は、ハンセン病患者に対する究極の人権侵害を知ることができる場です。初めて訪れた時は、心が凍るほどの衝撃を受けました。園の施設から数百メートル離れた熊笹に覆われた窪地に、「特別病室」という名の懲罰施設・重監房がつくられました。1938年から9年間運用され、正式の裁判もないまま93人が収監され、うち23人が死亡しました。建物は取り壊されましたが、発掘調査をへて跡地が保存、公開されています。重監房資料館では、8室あった重監房のうち2室と管理室が実寸大で再現展示されており、発掘調査で出土した遺物や収容者の証言などの展示をしています。

医学者として重監房の存在に強い関心をもった宮坂道夫新潟大学教授による『ハンセン病重監房の記録』（集英社新書、2006年）には、重監房の成り立ちや保存運動の記録が詳しく書かれています（以下、主に同書と資料館の展示を参照）。

「癩予防ニ関スル件」（1907年）は、16年に全国の療養所長に懲戒検束権を付与する

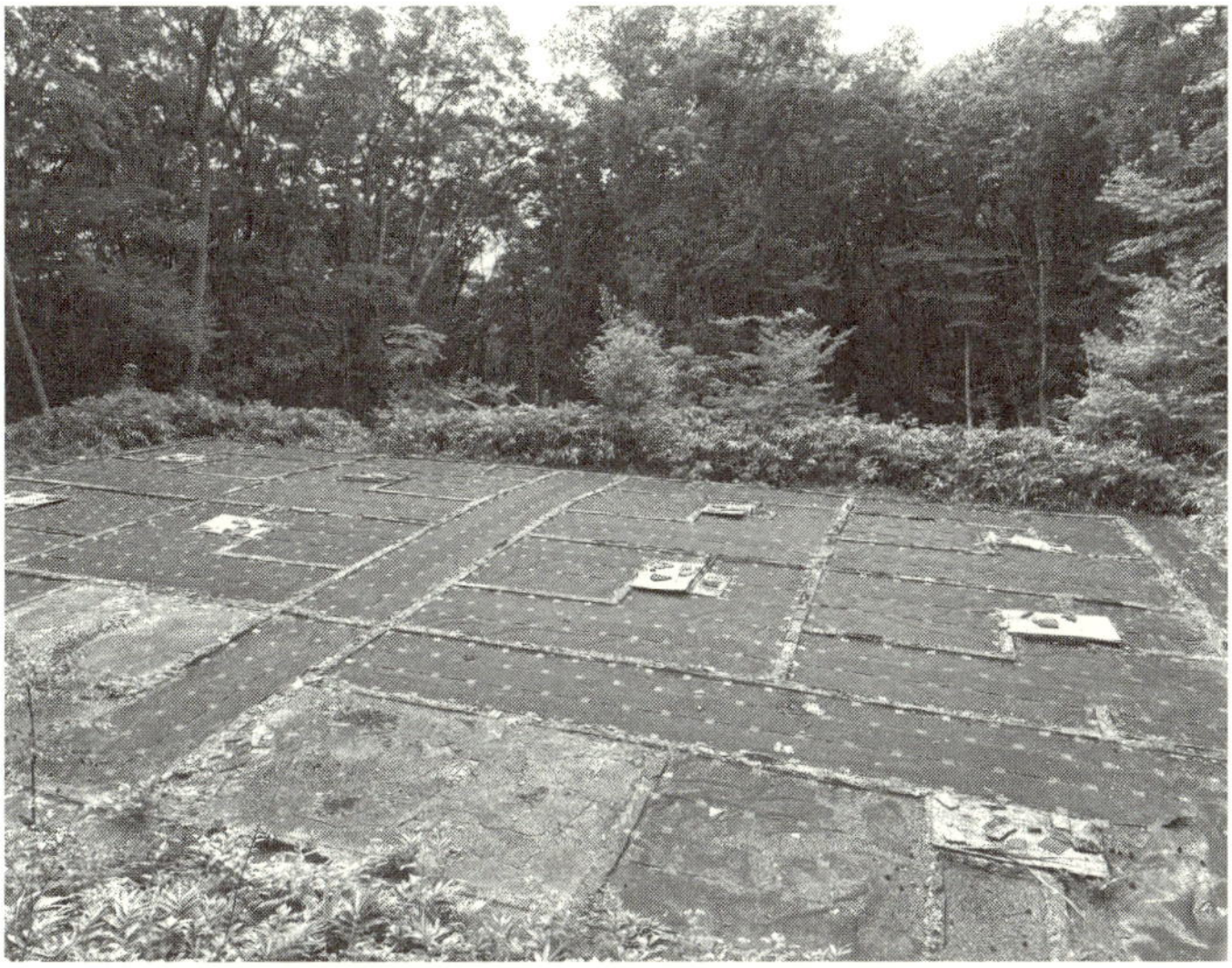

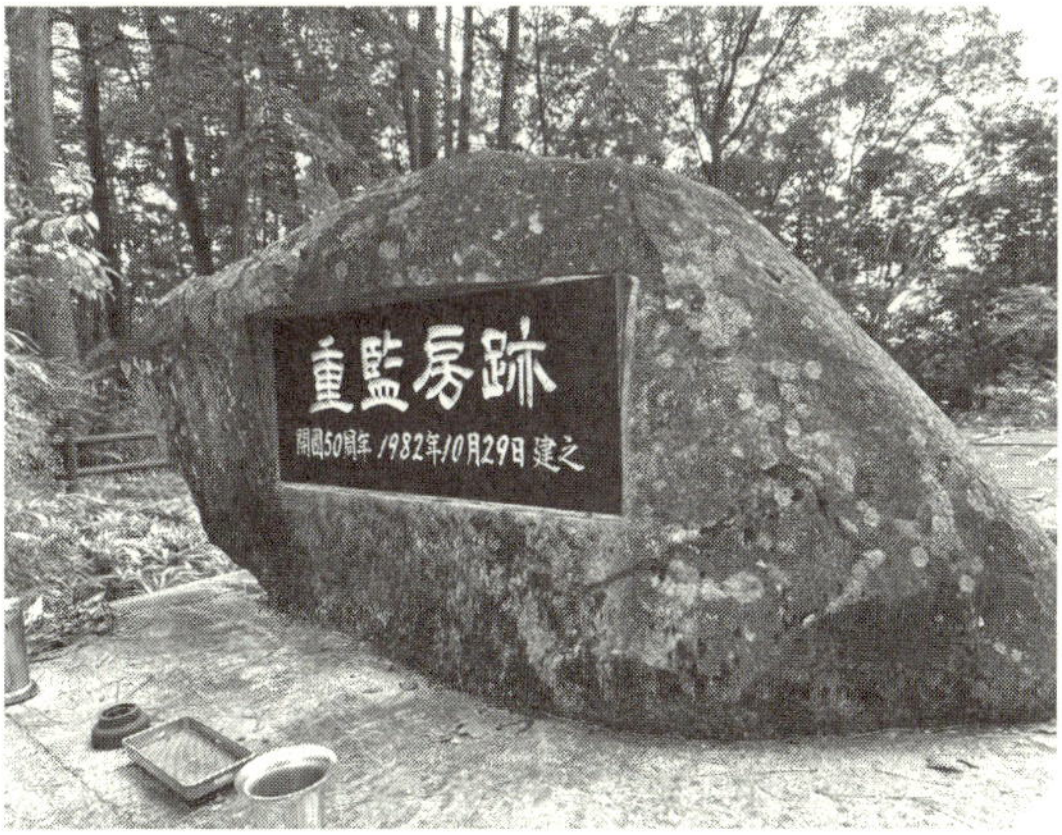
重監房跡
開園50周年 1982年10月29日 建之

重監房跡地（上）と、そこに建てられた
石碑（下）（いずれも2024年、著者撮影）

国立癩療養所患者懲戒検束規定とは

国立癩療養所患者懲戒検束規定（1931年）は11条から成り、第4条までで懲戒の内容を定めています。（以下は抜粋、要約し、ひらがな、現代語に改め、適宜説明を加えました）

第1条　国立癩療養所における入所患者に対する懲戒・検束
①譴責（叱ること）、②謹慎（指定の室に30日以内）、③減食（7日以内、主食・副食を2分の1まで減らす）、④監禁（監禁室に30日以内）、⑤謹慎および減食、⑥監禁および減食、監禁は必要と認めるときは2カ月まで延長できる。

第2条　譴責または謹慎に当たる行為
①所内の草木を傷害、②建物や備品を毀損《きそん》、③貸与の衣類・物品の毀損・隠匿《いんとく》・持ち出し、④流言・虚報、⑤喧嘩、⑥静謐を乱す

第3条　謹慎もしくは減食に当たる行為
①みだりに外出する、②風紀を乱す、③職員の命令に服従しない、④賭け事、⑤懲戒・検束の妨害

第4条　減食もしくは監禁に当たる行為
①逃走、②暴行・脅迫、③安寧秩序を害する
（以下省略）

第1条⑥で、監禁の延長を2カ月までと定めています。第2条の「⑥静謐を乱す」や第4条の「③安寧秩序を害する」は、恣意的な運用がなされる可能性がある条項です。入所者は常に職員から規律違反がないか監視されながら過ごさなければなりませんでした。

よう改められ、これを根拠に全国の療養所は監禁所を持っていました。1931年、「癩予防法」ができると、同法に基づく「国立癩療養所患者懲戒検束規定」ができ、譴責《けんせき》、監禁、減食など6段階の罰則を定めました。しかし、「療養所の医師たちにとっては、通常の監禁所での懲罰はまったく不十分なものだった」（宮坂前掲書）のです。

光田健輔は次のように回顧しています。


一九一六年にようやくこれに対する規定が改正せられて、公立療養所長は「命令の定むる所により入所患者に懲戒、もしくは検束を加うることを得る」ようになった。この一項が加えられたために療養所の気風は一変した。〔…〕制裁の制度は秩序を整えるために著しく役立ち、療養所改善に積極的な意義をもつものであった。

しかしその反面にこの懲戒検束という軟禁的な制裁は、兇暴《きょうぼう》なものに対してはほとんどききめがなかった。〔…〕ことに療養所外で行われた犯罪は、ライとわかれば「刑」の対象にならないため多くは刑務所へ行かないで療養所へ送り込まれる。〔…〕草津の楽泉園ができたのち、全国療養所長会議によってこの困難を法の定める範囲の中で解決しようとして楽泉園内に堅固な監禁所を作って逃亡を不可能にすることにした。〔…〕患者の平和を害するようなものを主として全国からこの監禁所へ入れるようになって、一段と療養所は明朗になっていった。

（光田健輔『回春病室——救ライ五十年の記録』朝日新聞社、1950年）


この後同書で光田は、「人権の蹂躙《じゅうりん》を認めて草津監禁所（重監房のこと－引用者）の厳重な設備はとりこわされた」こと、そして責任を追及されて「園長は休職となった」ことについて、「永い間ライのために危険を冒して働いていた園長が、〔…〕手に負えない不良患者のために追放せられる」ことが起こったと大変立腹しています。そして、

「ライの刑務所を作らなければならない」

それはわれわれライ事業に関係するものの四十年来痛切な要望である。〔…〕私はライ刑務所が実現しなければ療養所という限られた地域からのがれられない患者の平和と幸福は断じて守れないと思うのである。

（光田前掲書）


と、重監房では不十分と、ハンセン病患者専用の刑務所の創設まで提言しています。これだけを読むと、重監房は刑務所の代用で、凶暴な患者の扱いに困った国と療養所長たちが苦肉の策でつくったと思われるかもしれません。しかし、これまでの重監房資料館の調査

で、「本妙寺部落役員」「園内不穏分子」など、光田のいうような犯罪でないのに、療養所内の秩序維持を目的に収監された事例が多いことが分かっています。同館では、収監された93人一人ひとりについて収監の理由を明らかにし、今でも新情報を更新しています。

その一つが1941年の「全生病院洗濯場事件」です。東京の全生病院で、患者作業として行っていた洗濯場の主任は、長靴に空いた穴から排水が入り込むと足裏の傷が悪化し足の切断につながることから、新しい長靴の支給を要求しました。聞き入れられず作業を休んだところ、「ガーゼを腐らせた」との理由で妻と共に重監房に送られ、出獄後病状が悪化して亡くなりました。

こうした重監房の過酷さは、全国の療養所の患者たちから「草津送り」と恐れられました。食事は1日2食、麦飯と具なしの味噌汁、または白湯を楽泉園の患者である担当者が運び、小窓から差し入れられました。「国立癩療養所患者懲戒検束規定」でも、監禁期間は30日以内とされ、2カ月の延長しか認められなかったのに、最長549日も収監され獄死した人もいます。衰弱死した患者の遺体は、垂れ流しの糞尿《ふんにょう》で冬は布団ごと床に凍りつき、床から剝がして運び出さなければなりませんでした。その作業は患者がやらされました。

本書を執筆している最中に、「重監房で23人が亡くなった」ということを若い友人に話したところ、「ハンセン病が原因で亡くなったのですか」と聞かれました。当然の疑問です。

寒さや飢えにより衰弱したり、別の病気を併発して獄死した人、出獄後、その病気が悪化して亡くなった方もいます。ハンセン病を治療するために療養所に入所したはずなのに、劣悪な環境で監禁され治療が受けられないばかりか、別の病気を併発したり、衰弱して死亡するなど、あってはならないことです。仮に犯罪を犯したとしても、適法な捜査、裁判をへて、一般社会の人と同じように裁かれるべきです。警察官でも裁判官でもない療養所長が懲戒検束権を濫用して長期監禁するなど、許されることではありません。

1947年、それまで奪われていたハンセン病患者の選挙権が認められ、群馬県の参議院議員補欠選挙のために、日本共産党の遊説隊が栗生楽泉園に入りました。そこで患者たちが重監房の存在を訴えたことがきっかけとなり、国会で取り上げられ、調査団が派遣されるなどして、「新憲法違反」を理由に重監房は廃止され、53年には取り壊されました。ただ、その経緯について宮坂は前掲書で、「問題を追及した側（社会党の武藤運十郎議員―引用者）もされた側（日本政府―引用者）も、『ハンセン病患者のための特別な裁判所や刑務所が必要だ』という共通の認識を持っている。そのために、患者用の刑務所をどんな形で作れるのか、という議論になってしまう。〔…〕『医療従事者が患者を罰する』という懲戒検束規定そのものの異常さには、誰も気づくことがなかった」と指摘しています。

その後、楽泉園入所者の谺《こだま》雄二さんが中心となり、重監房の復元・保存を求める署名が全国で10万筆集められ、跡地の発掘調査をへて2014年、重監房資料館が開設しました。そこでは、便槽内から出てきた梅干の種など遺物の一つひとつが、収監されていた人たちの叫びとなって、訴えかけてくるようです。

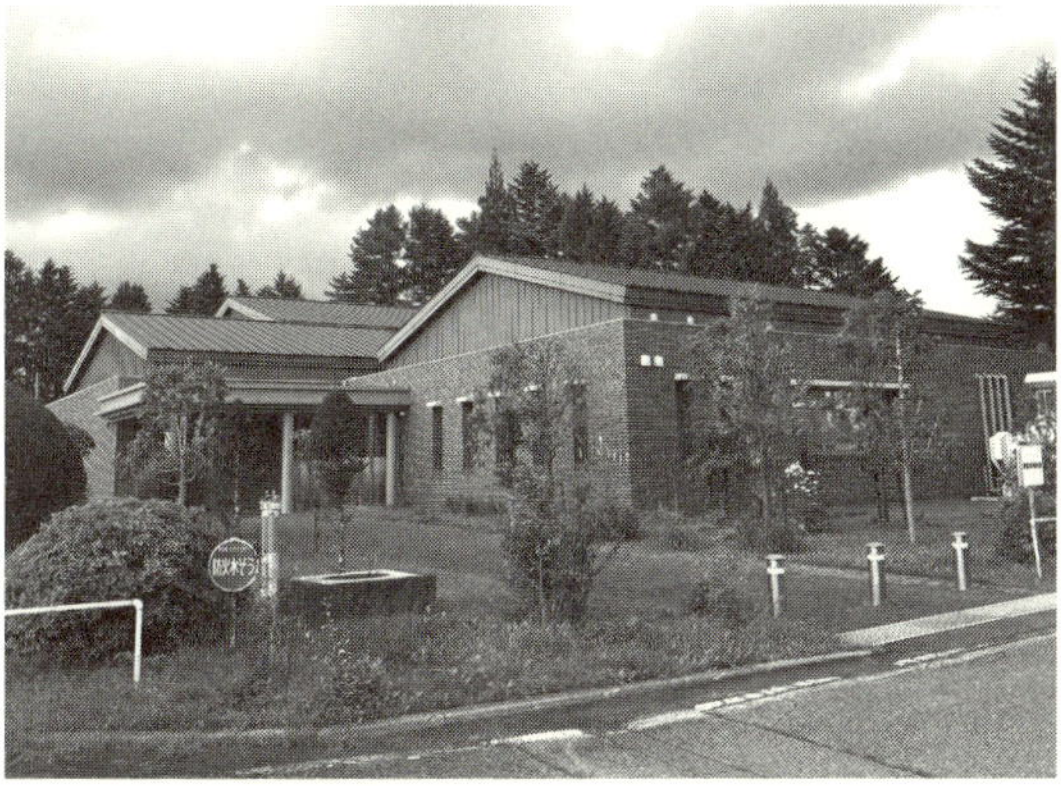

重監房資料館（2024年、著者撮影）

◇ 重監房資料館 ◇

住所：群馬県吾妻郡草津町草津白根 464-1533
（栗生楽泉園に隣接）
電話：0279-88-1550
開館時間：4/26 ～ 11/14　9:30 ～ 16:30
（入館 16：00 まで）
11/15 ～ 4/25　10:00 ～ 16:00
（入館 15：30 まで）
入館料：無料
休館日：毎週月曜日（祝日の場合は翌日）、
国民の祝日の翌日、年末年始、
館内整理日

＊ 実際に観覧される場合はウェブサイトなどでご確認ください。
＊ 栗生楽泉園内への立ち入りは感染症対策上制限されている可能性があります。

２０２４年10月に訪ねた時、重監房跡地を囲む熊笹の崖に群生するフジバカマに、アサギマダラが集まっていました。「渡り蝶」といわれ、台湾までも飛んでいくアサギマダラですが、そこから離れようとしません。重監房で命を落とした23人を守っているように見えました。私は9年ほど前から短歌を詠むようになったのですが、その光景を見て何首か浮かんできました。

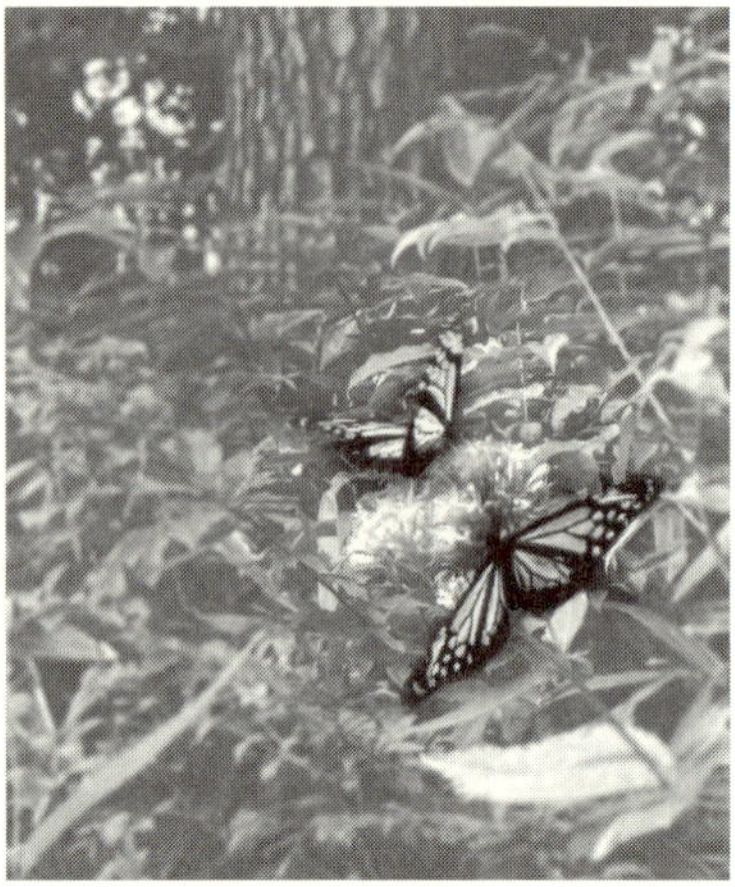
重監房跡地付近に飛び交うアサギマダラ（２０２４年、著者撮影）

重監房跡地に立てば閑として秋の陽ははや傾きかけぬ

獄の壁に暦を日毎に刻みつけハンセン病者は命尽きたり

山深き零下の獄で骨となりし二十三人魂の叫び

重監房跡の周りをひらりひらりアサギマダラの飛び交いており

彼方まで旅する蝶は熊笹の繁れる崖から飛び去りもせず

❸ 極楽寺の忍性
——中世における救済活動
【神奈川県鎌倉市】

大仏に向かう観光客が長谷《はせ》駅で降りると、満員だった江ノ電（江ノ島電鉄）は空き、次の極楽寺駅で降りる人はほとんどいません。駅前広場もない小さな駅舎を出ると、鬱蒼《うっそう》たる森に囲まれた極楽寺はすぐそばです。

極楽寺は1259（正元元）年、北条重時が創建し、後に忍性《にんしょう》が開山として迎えられた名刹《めいさつ》です。ここで忍性（1217－1303）は、ハンセン病を含む病者や貧者を20年間で

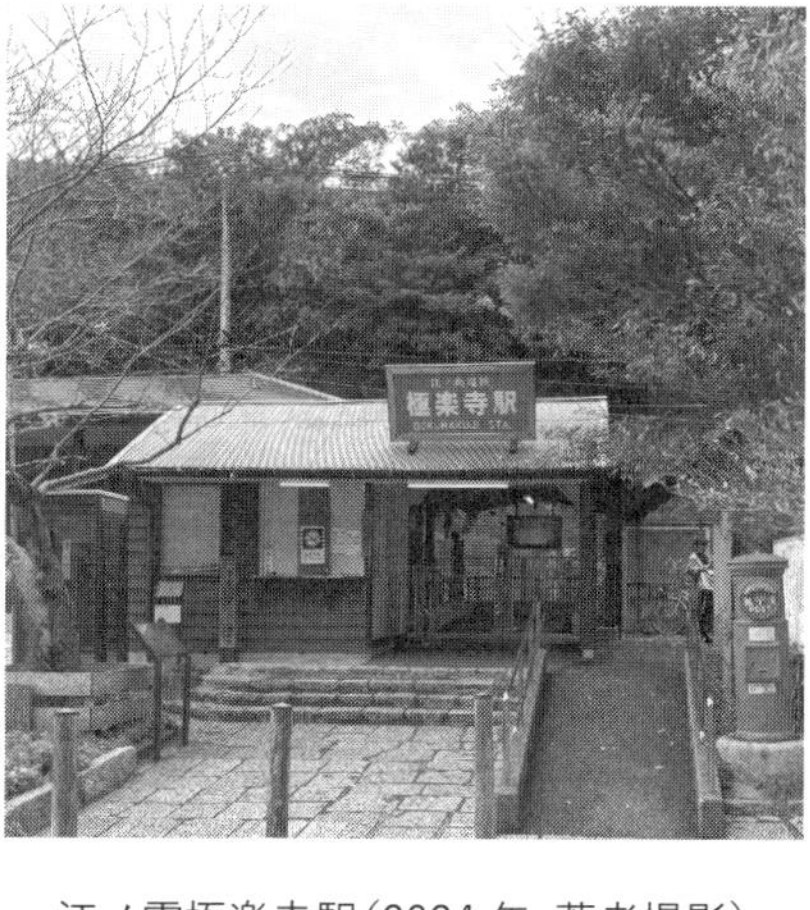

江ノ電極楽寺駅（2024年、著者撮影）

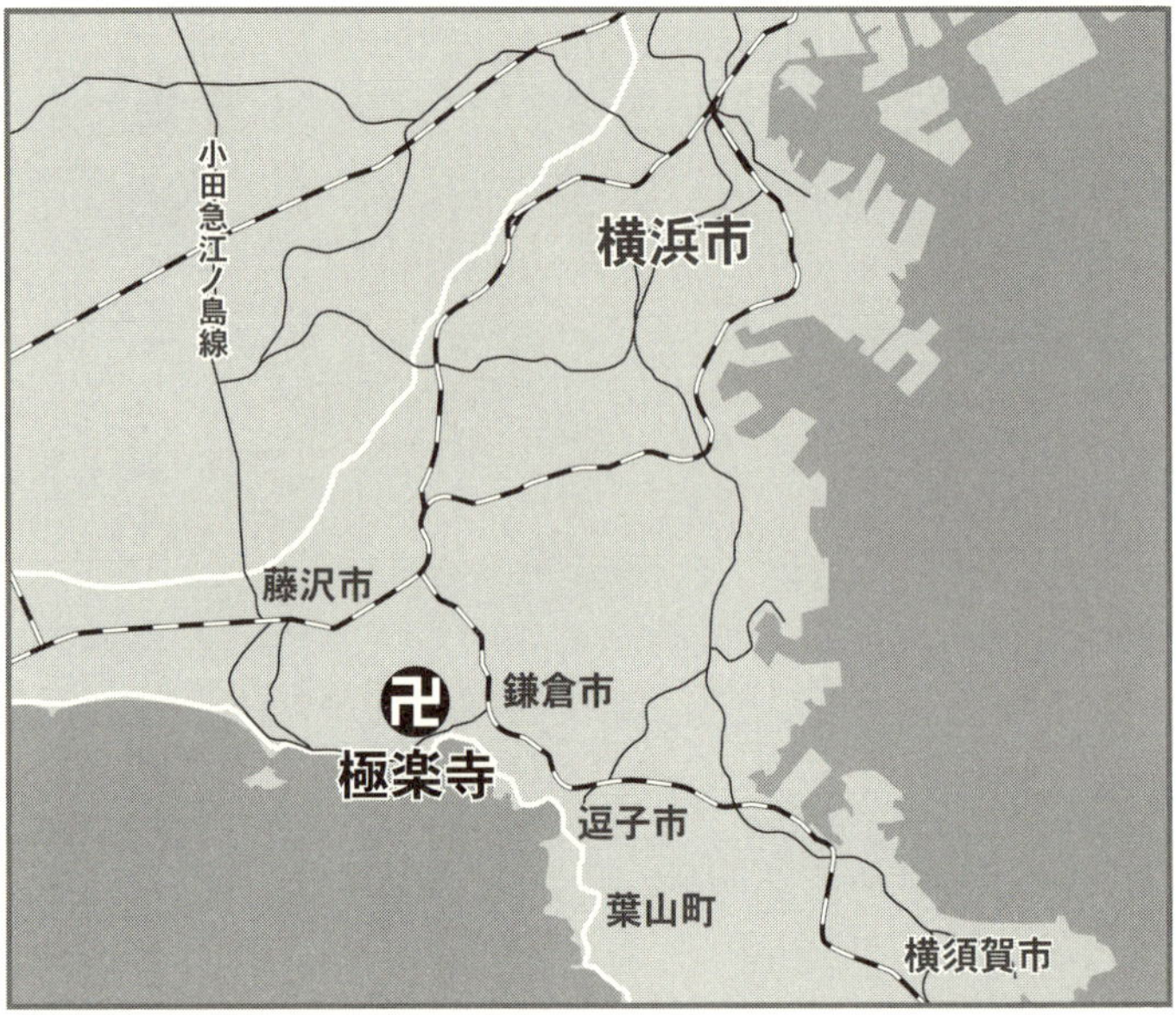

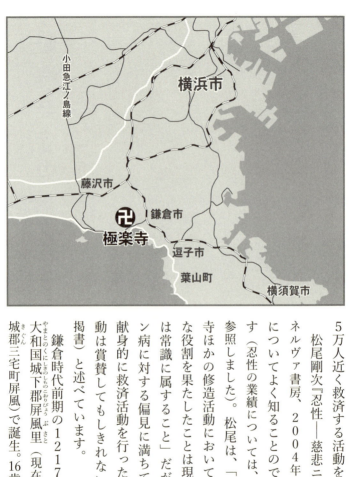

5万人近く救済する活動をしました。

松尾剛次『忍性――慈悲ニ過ギタ』（ミネルヴァ書房、2004年）は、忍性についてよく知ることのできる文献です（忍性の業績については、主に同書を参照しました）。松尾は、「忍性が東大寺ほかの修造活動において極めて大きな役割を果たしたことは現在においては常識に属すること」だが、「ハンセン病に対する偏見に満ちていた当時、献身的に救済活動を行った忍性らの活動は賞賛してもしきれない」（松尾前掲書）と述べています。

鎌倉時代前期の1217年、忍性は大和国《やまとのくに》城下郡《しきのしものこおり》屏風里《びょうぶさと》（現在の奈良県磯《し》城《き》郡《ぐん》三宅町屏風）で誕生。16歳で出家し、

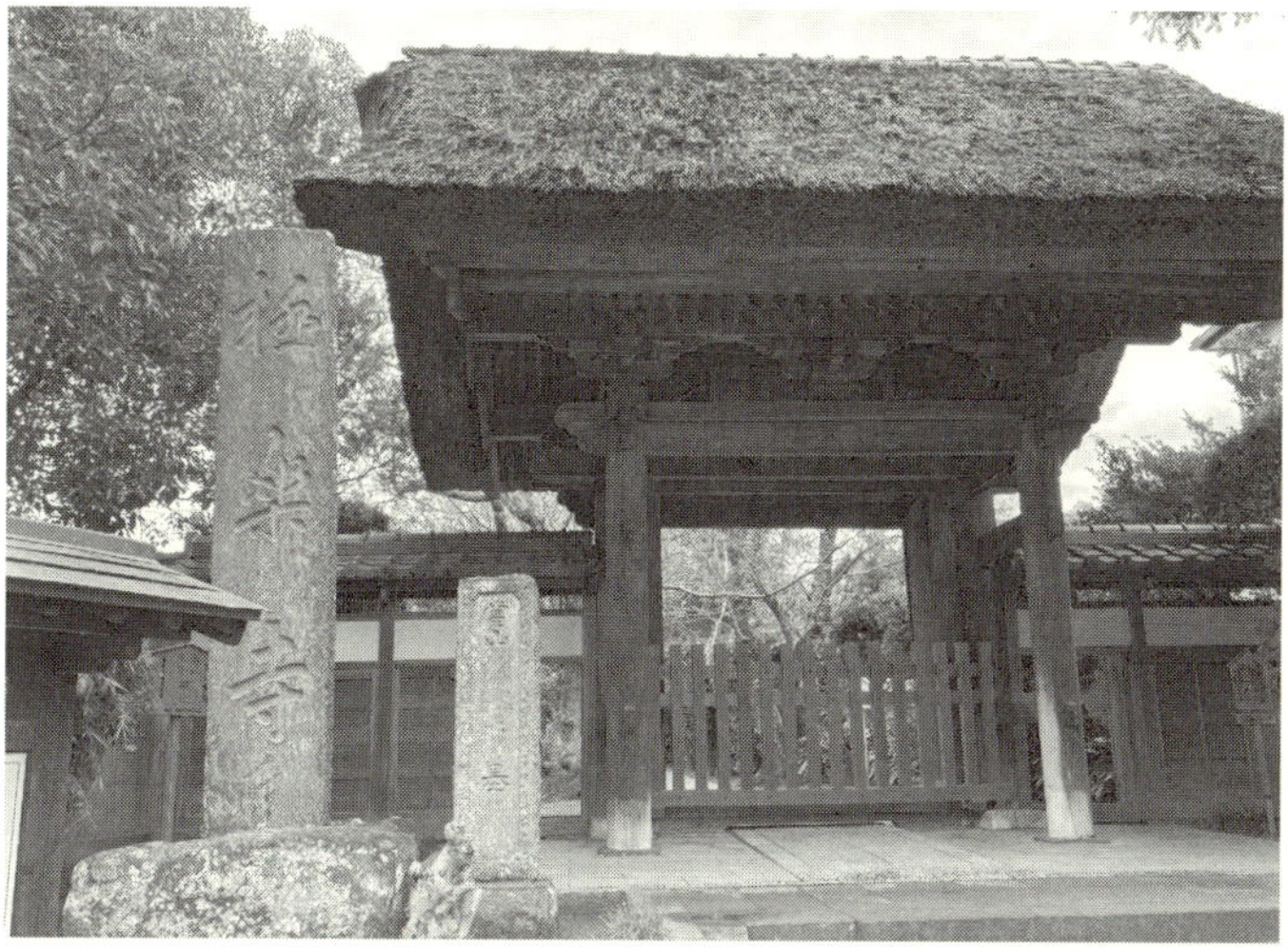

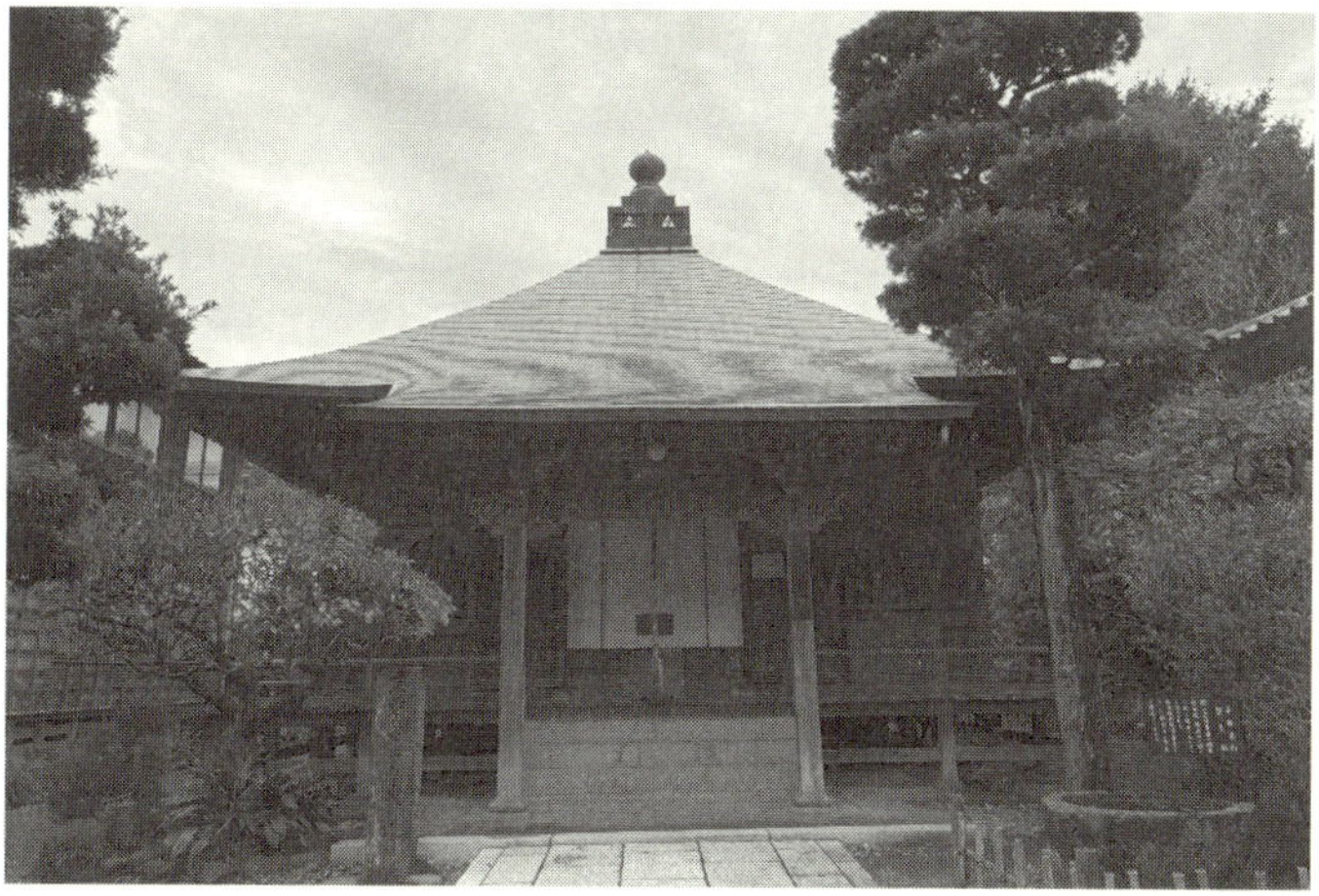

極楽寺山門（上）と本堂（下）（いずれも2024年、著者撮影）

西大寺《さいだいじ》の叡尊《えいぞん》から教えを受けます。忍性は文殊菩薩《もんじゅぼさつ》を信仰し、その信仰は叡尊教団にも取り入れられました。「三人寄れば文殊の知恵」というように、文殊菩薩は智恵の仏ですが、国家護持、貧者救済の象徴としても信仰されていました。

患者に直接触れて治療——奈良での忍性の活動

20代から忍性は奈良で叡尊らとともにハンセン病患者の救済を開始します。奈良の交通の要衝であった北山（奈良坂とも呼ぶ）には奈良最大の非人宿[*10]がありました。当時ハンセン病は前世の悪行による仏罰と考えられていたことから、患者の集住する非人宿に文殊像（図）を安置する方法でした。供養することで滅罰し、患者は来世で成仏《じょうぶつ》できると信じたのです。しかし、忍性はそれにとどまらず、具体的な救済活動を行います。ハンセン病患者が市《いち》に物乞いに行く際、歩けない者を一日おきに朝、背負って連れていき、夕方には非人宿に連れ帰りました。雨の日も風の日も数年間続けたといいます。患者のために自分の着物を売り、自身は「畳を体に巻[*11]」いていたと松尾前掲書にはあります。

北山にハンセン病患者の施設・北山十八間戸《きたやまじゅうはちけんこ》[*12]が叡尊教団により建設されます（1243年といわれます）。「忍性の発議によるものか、般若寺《はんにゃじ》の良恵《りょうえ》によるものか意見が分かれ」（松

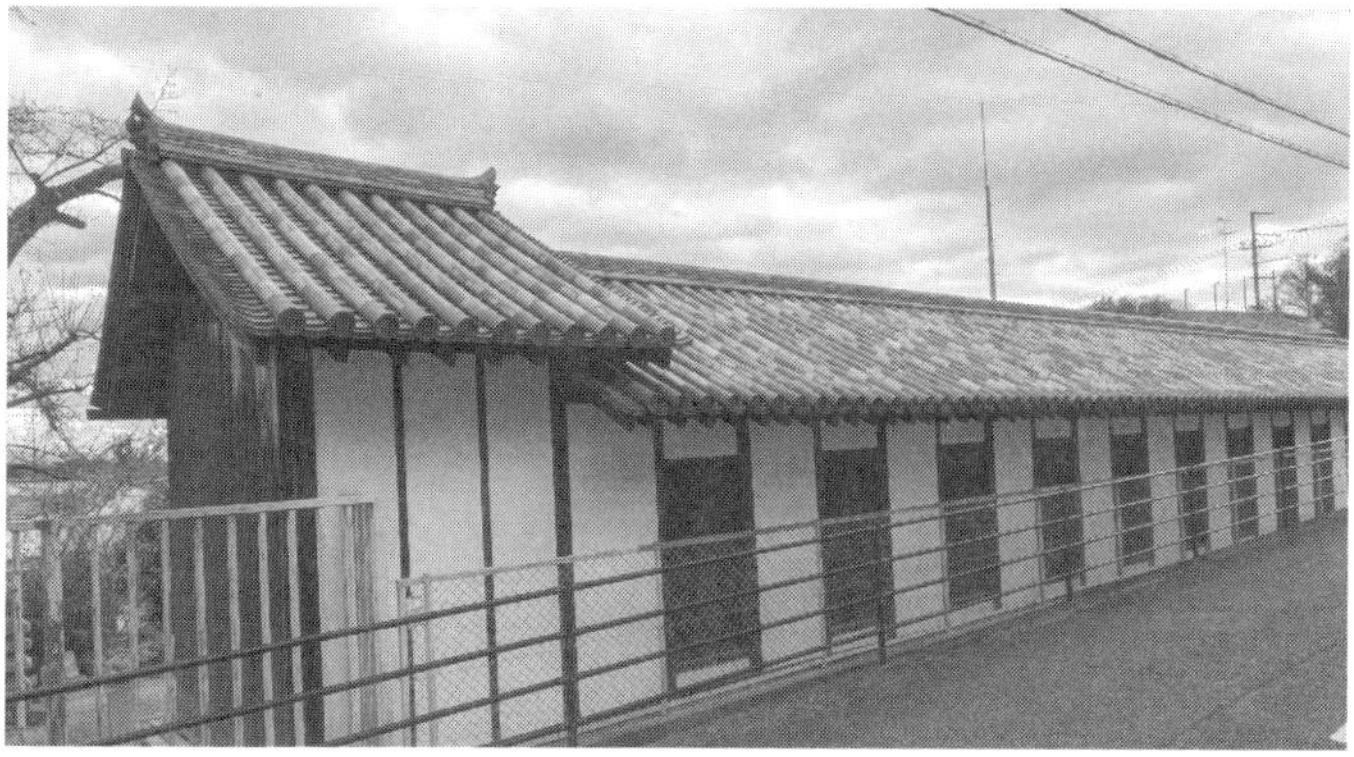

再建された北山十八間戸
（奈良市川上町、2024 年、伊藤知代氏撮影）

尾前掲書）るそうです。最も「穢《けが》れた」存在として一般の僧侶たちにも忌避されていたハンセン病患者を、忍性らはここで受け入れ、直接触れて、治療したのです。

私は北山十八間戸にはまだ行ったことがないのですが、かもがわ出版編集部の伊藤知代さんが訪ねて、写真を撮ってきてくれました。

＊10　災害などで家を失ったり、何らかの事情で共同体を追い出され、放浪し、物乞いする人などをさします。ハンセン病者も含まれました。

＊11　現在の莚《むしろ》のようなものと思われます。

＊12　東西１２８メートル、南北4～5メートル、内部が4畳の18の部屋に区切られていることからこの名があります。１５６７年の東大寺大仏殿の戦いで焼失。１６６０年代ころ再建されたものが、奈良市川上町に現存しています。

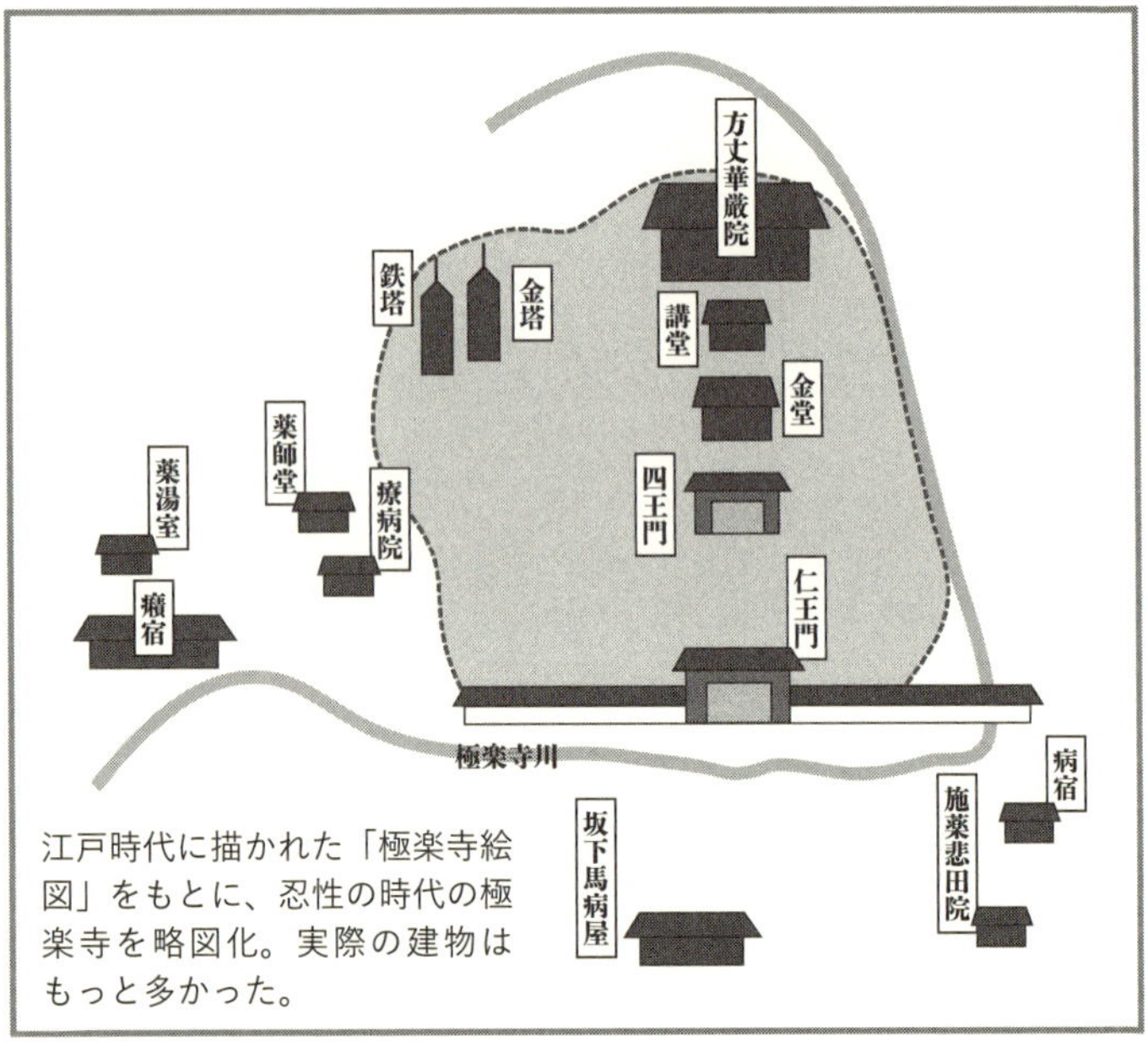

江戸時代に描かれた「極楽寺絵図」をもとに、忍性の時代の極楽寺を略図化。実際の建物はもっと多かった。

鎌倉で大規模な救済活動
——極楽寺とその周辺施設

忍性はその後鎌倉に招かれ、1267年、51歳の時、極楽寺に入寺します。「孤独・貧窮・乞食人・病者などや、路頭に捨てられた牛馬に、あわれみをかける」「険難《けんなん》には道を造り、水路には橋を渡し、水なき所には井戸を掘る」など10の大願を立て、1303年に87歳で没するまで、ここを拠点に救済活動を行います。

図は著作権の関係で「極楽寺絵図」を略図にしたものです。

　忍性が活躍した時代は、現在の極楽寺よりはるかに広い敷地で、西側にはハンセン病の療養施設（薬師堂、療病院、癩宿、薬湯室）があり、東側にはそれ以外の病者や貧者のための施設（施薬悲田院、病宿）がありました。坂下馬病屋では馬が保護されました。

　１２７４年の蒙古襲来（文永の役）の年は飢饉《ききん》で、忍性は難民を長谷の大仏谷に集め、50日にわたり粥《かゆ》の炊き出しを行いました。

　その後１２８４年、忍性は鎌倉大仏の別当《べっとう》（総責任者）に任命され、大仏修造にも大きな役割を果たしました。

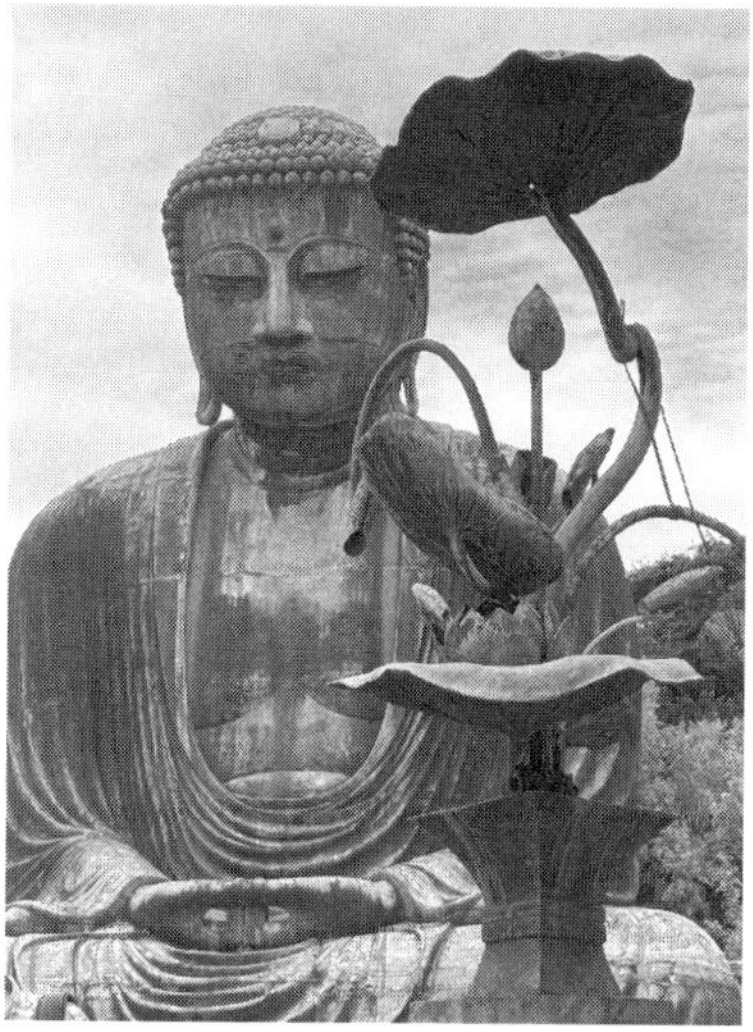

鎌倉大仏（高徳院の本尊、国宝銅造阿弥陀如来坐像）（2024年、著者撮影）

　１２８７年には、八代執権北条時宗の要請により、長谷の大仏の前に病者救済のための桑ケ谷《くわがやつ》療養所を開設し、20年間で４万６８００人を治療しています。

　この療養所の現存する建物はなく、石碑（**次ページ写真**）が建っているのみです。極楽寺の隣り駅、長谷駅から大仏に向かう道を左に折れ

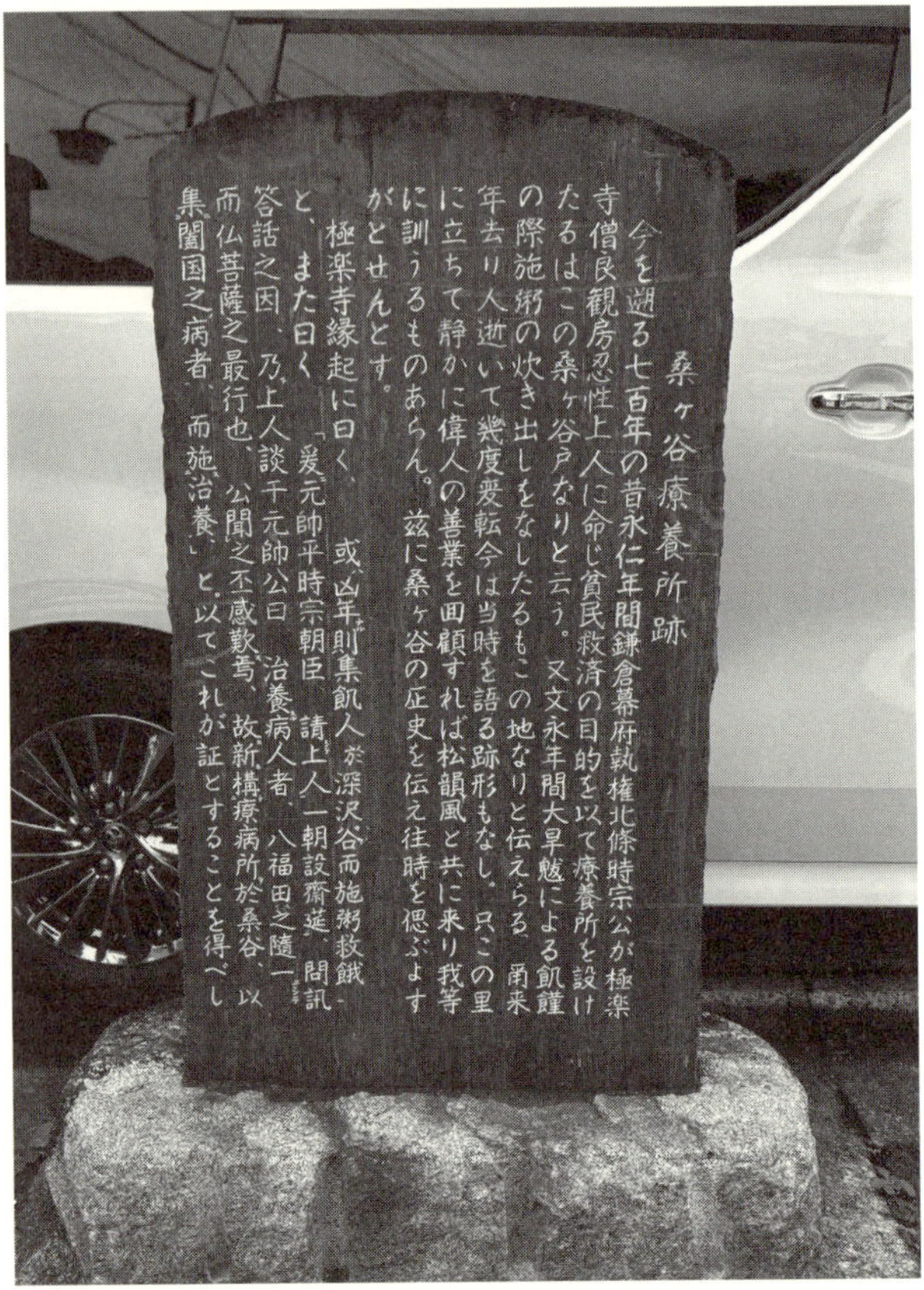
桑ヶ谷療養所跡
今を遡る七百年の昔永仁年間鎌倉幕府執権北條時宗公が極楽
寺僧良観房忍性上人に命じ貧民救済の目的を以て療養所を設け
たるはこの桑ヶ谷戸なりと云う。又文永年間大旱魃による飢饉
の際施粥の炊き出しをなしたるもこの地なりと伝えらる。爾来
年去り人逝いて幾度変転今は当時を語る跡形もなし。只この里
に立ちて静かに偉人の善業を回顧すれば松韻風と共に来り我等
に訓うるものあらん。茲に桑ヶ谷の歴史を伝え往時を偲ぶよす
がとせんとす。
極楽寺縁起に曰く、或凶年則集飢人於深沢谷而施粥救餓
と、また曰く「爰元師平時宗朝臣 請上人一朝設齋筵 問訊
答話之因、乃上人談于元師公曰 治養病人者 八福田之随一
而仏菩薩之最行也、公聞之不感歎焉、故新構療病所於桑谷 以
集闔国之病者、而施治養」と。以てこれが証とすることを得べし

桑ヶ谷療養所跡地の石碑（2024年、著者撮影）

るとすぐの駐車場のそばにある、目立たない小さな石碑です。大仏や長谷寺への観光客が多い長谷の街に、こうした歴史があるとは知りませんでした。石碑の裏面には、１９６２年に長谷上町文化会が建立したことが記されています。地元の人たちが、忍性を誇りに思い、後世に伝えようとしていた気持ちが伝わってきました。

忍性の業績

● 治療した人　20年間で	4万6800人
出典：『忍性──慈悲ニ過ギタ』	
● 貧窮民・病人に与えた衣服	3万3000着
● 修築した道	71カ所
● 架けた橋	189カ所
● 掘った井戸	33カ所
● 建造した療養所・浴室	5カ所

出典：神奈川県立金沢文庫「生誕800年記念特別展 忍性菩薩」ウェブサイト

忍性はハンセン病などの病者救済だけでなく、道の修築、架橋、井戸の掘削、療養所・浴室の建設などの社会事業も行っています（**表**）。こうした忍性の業績は、叡尊からは「慈悲に過ぎた」と評され、後醍醐《ごだいご》天皇からは没後に「忍性菩薩」の号を与えられたほどです。

現在の極楽寺は中心的施設を残し縮小され、治療に使われた建物は現存していません。寺の説明板には、旧地名「寺中《じちゅう》」とあり、宅地化された周辺地域はみな寺の境内でした。

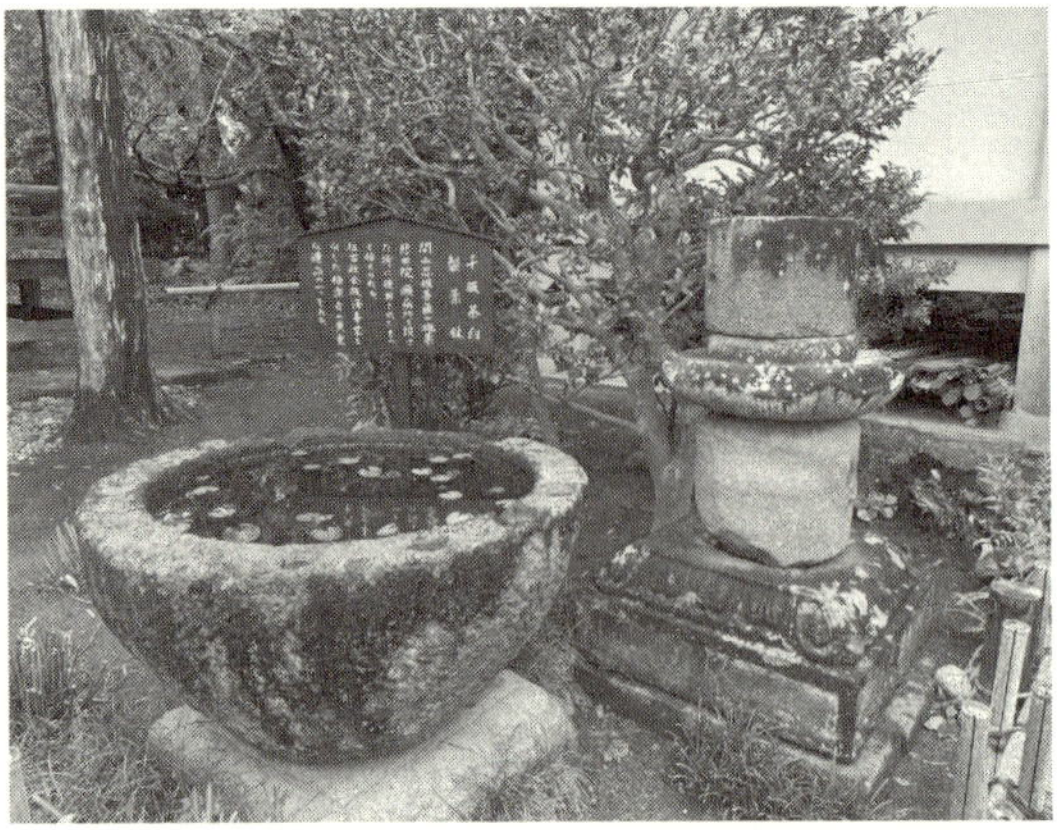

極楽寺に現存する製薬鉢（左）と千服茶臼（右）。「忍性菩薩が施薬悲田院、癩病所を設けた折に使用された」と説明書きがある（2024年、著者撮影）

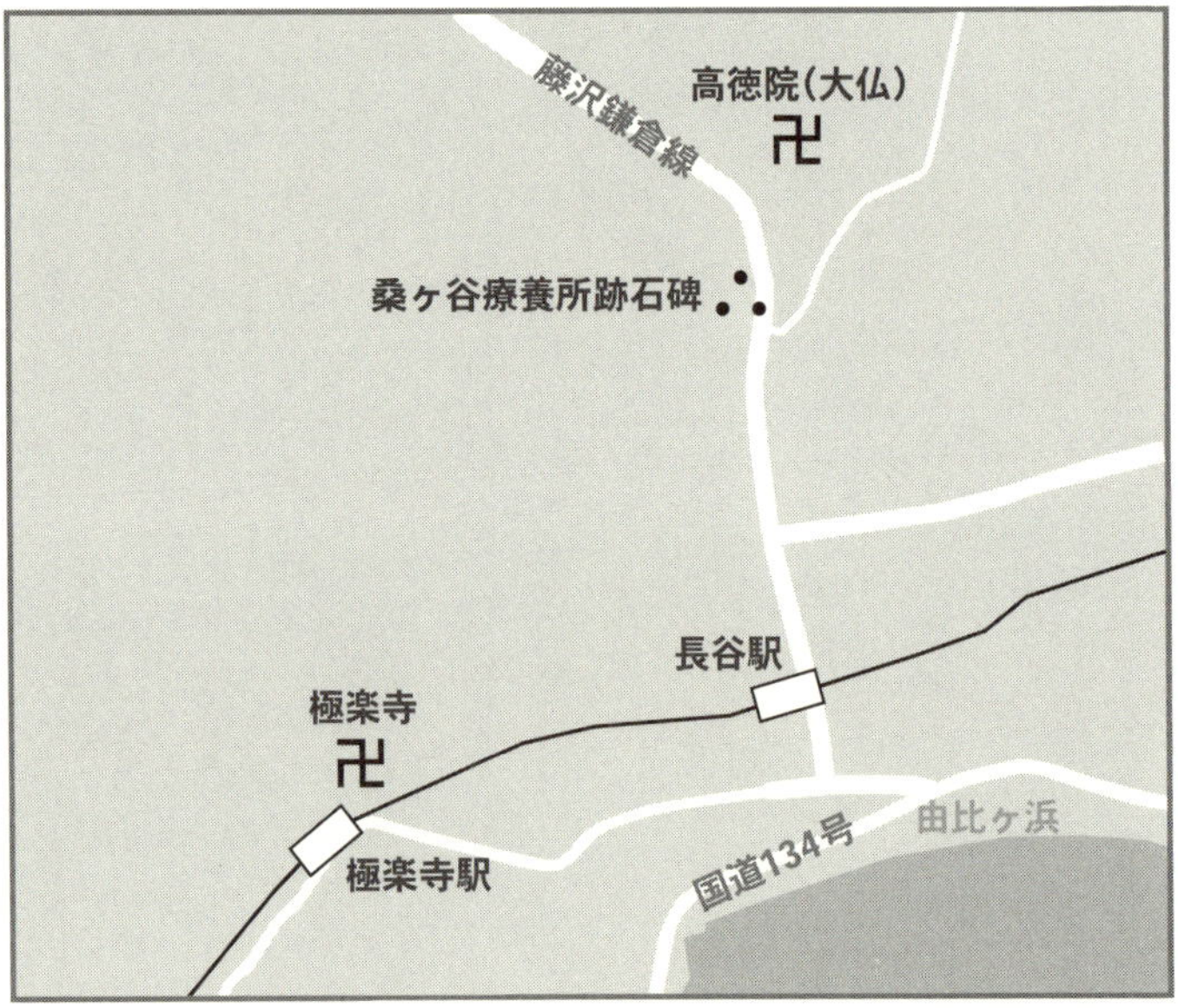

極楽寺、桑ヶ谷療養所跡地の石碑、高徳院（大仏）の位置関係（略図）

幕府の後援と医療知識を背景に――救済の大事業を支えたもの

極楽寺は、建長寺や円覚寺など鎌倉五山の寺の荘厳さに比べ、建物も小さく、静かな佇《たたず》まいです。忍性の大規模な救済活動、社会事業の原資はどこからきたのでしょう。

それについて松尾剛次は前掲書で、「鎌倉幕府の後援」があり、忍性の活動は、「得宗《とくしゅう》たる北条時宗の意向を代行するものであった」と述べています（得宗は北条氏の嫡流のことで、北条時宗は八代執権）。桑ヶ谷療養所の運営費用のために、土佐国大忍荘《おおさとのしょう》が時宗から忍性に与えられ、極楽寺は鎌倉時代末まで、この荘園の領家職《りょうけしき》を有しました。こうした経済的支援がなければ、4万6800人もの人を治療し、衣服や食料を与え続けることは不可能でしょう。

また、松尾は前掲書で、叡尊の弟子つまり忍性のおとうと弟子であった医僧・梶原性全《かじわらしょうぜん》の貢献を指摘します。忍性が没した翌年に性全が著した医学書『頓医抄《とんいしょう》』には、「癩病編」が設けられ、ハンセン病について詳しく書いていることから、「忍性の治療活動に医学的な助言を与えたことは間違いなかろう」と推測しています。

中世のハンセン病患者①——非人宿と非人長吏

ここからは、忍性について調べる中で、私が中世という時代に関心をもったことからの若干の「深掘り」に入ります。本書第2章「①ヨーロッパのハンセン病差別の歴史とキリスト教」でも、「中世」という言葉を使っていますが、学問的な意味で定義して使っているのではなく、一般的な呼び方に従っています。日本においては、おおよそ鎌倉幕府の成立あたりからの時期を想定しています。

さて、忍性が救済活動を行った中世とはどういう時代で、ハンセン病患者はどう位置づくのでしょうか。そうした私の関心に応えてくれるのが、新井孝重『中世日本を生きる——遍歴漂浪の人びと』(吉川弘文館、2019年)の第六章「都市民の病と生活」です。日本の中世史研究では、ハンセン病者のありようは早くから関心を集めてきたテーマでしたが、同書はそうした研究を概観して書かれた最新の文献です。そこで紹介されている先行研究にも合わせて当たってみて、私なりに中世のハンセン病者をイメージしました。

新井は前掲書で「中世の時代は人間が生きることのできる条件そのものが、こんにちよりはるかに厳しかった〔…〕その厳しいところが、じつはもっとも中世的」だと述べています。忍性が極楽寺で活動する30年以上前から、長雨、日照不足、大風、地震、洪水などの自然災害により、日本全土はたびたび飢饉に見舞われ、餓死者が路上にあふれ、「時代の風景はまことに荒涼としていて陰鬱《いんうつ》」でした。共同体（村落）は流動化し、遍歴漂泊する人が多くいました。「共同体は内部のひとに、生きることのできる環境をあたえる。だが、外のものにたいしては、生きることを困難にする排除と差別を生んだ」（以上、引用は新井前掲書）のです。生産力が低く、自然災害を克服できない中世の人びとにとって、共同体から追い出されることは、すなわち死を意味したのです。そんな中で、ハンセン病にかかってしまったらどうなったでしょう。

新井が前掲書で触れていた横井清『中世民衆の生活文化』（東京大学出版会、１９７５年）では、その様子をつぶさに書いています。当時は、ハンセン病のはっきりした症状が現れると、「すぐさま追い放たれ、捨てられ」ました。「患者が発生すると本人と親類とが相談し、相当の志（金《かね》のこと－引用者）をそえて非人宿に引きとられるというのが、普通のあり方」だったのです。

非人宿を管理したのが非人長吏《ちょうり》です。彼らはハンセン病患者を引き取る際に受け取る患者の家族からの謝礼を収入源にしていました。そして放浪中のハンセン病患者をも、「その姿をみかけたり噂《うわさ》を聞きつけただけで、すぐさまにもその身柄を強引に『宿』に引きこもうとしていた」のです。なぜでしょうか。物乞いをさせるためです。交通の要衝や寺社の周辺など、物乞いをする場所は「乞場《こつば》」と呼ばれ、「『重病非人』（ハンセン病患者など—引用者）たちは人手に助けられてでもそこへたどりつき、その日の稼ぎをしなくては生きられなかった」（以上、引用は横井前掲書）のです。ここで、奈良で忍性が歩けないハンセン病患者を背負って市に連れていった話が思い出されます。

横井は前掲書で、「『癩者』群を前面に押し立てての施行物獲得のあとは、おそらく非人長吏による収奪があり、さらには諸国の宿々を統括する巨大な荘園領主たる大寺のもとへも、なにほどかずつの権益保証費が非人長吏から系統的に納入されていたのではあるまいか」と考えます。恐ろしい弱者からの収奪ピラミッドがそこにはありました。その中に忍性はどう位置づくのかを書いた文献には私はまだ出合っていません。

中世のハンセン病患者②——差別はいつから、なぜ

古代からハンセン病への嫌悪感は存在[*13]したものの、「癩の発病を神仏の業罰とかんがえ、つよい穢れをそこにみるようになるのは中世にはいってからであった」と、前出の新井孝重は前掲書で述べます。新井が注目するのは『今昔物語集[*14]』の巻第20の第35話。賤《いや》しい身

分の僧が高僧を妬《ねた》み、高僧が講師を務める法会を破壊したことから、「白癩《しらはた》」（ハンセン病）となり、京都清水《きよみず》などの非人宿に身を寄せましたが、そこでも嫌われ、悲惨な最期を遂げる話です。新井は、この時期に業罰観がすでに成立していると考えます。

新井も前掲書で参照している黒田日出男『境界の中世　象徴の中世』（東京大学出版会、１９８６年）も、光明皇后の「膿吸い伝説」（本書第2章「③戦争と絶対隔離政策」で紹介しました）で「最も穢れた存在と見なされた癩者に触れるという、この時代の人々にとって極限とも思える行為」（黒田前掲書）が「東大寺縁起《えんぎ》」（14世紀成立）に描かれていることから、この時期に差別が成立していたとみています。

こうした差別意識を広めたのは仏教思想だと強く批判するのが横井清（前掲書）です。

『癩』の身になることも、『不具』の身になることも、すべては『業罰』の表現であった。この一点を抜いて、『癩者』『不具』に対する底知れぬ差別観念の源泉、構造を探り当てる

＊13　『日本書紀』（７２０年）には朝鮮半島の百済《ペクチェ》からの渡来人に白癩の人がいて、海中の島に置き去りにされそうになった話があります。養老令の注釈書『令集解《りょうのしゅうげ》』（８５９〜８７７年ころ）では白癩を悪疾《あくしつ》とし、感染症なので同じ床で寝てはいけないとあります。

＊14　平安時代末期の１１２０年代に近い時期に成立したとみられています。

ことはできない」と。「救癩」に熱心であった叡尊ですら、ハンセン病は「前世での宿業」が「現世での報い」として現れると考えていました（以上、横井前掲書）。

横井は、仏教の「『救癩』のいとなみについてのみスポットライトが当てられやすく、〔…〕『らい患者』差別観念の定型化・浸透に果した役割という観点からは、ほとんど論じられてこなかった」、「仏教それじたいのもつ差別性、仏教者それじたいの責任の所在」は「一貫して念頭にされてこなかった」と言います。しかもそれは「『宗派』『教団』の如何を問わない」もので、私たちに馴染みのある室町時代の僧・一休宗純ですら「すさまじい言を吐きのこして、私たちを仰天せしめる」（以上、引用は横井前掲書）と、批判の語気は強い。

横井前掲書によると、一休と対立していた大徳寺の僧養叟《ようそう》がハンセン病で亡くなります。一休はハンセン病は「法罰」であるとし、「癩をやくこと無法なり」と、大徳寺内で火葬することに反対します。大徳寺が勅願《ちょくがん》道場[*15]だからというのがその理由です。結果、養叟が住んだ大用庵の後園で火葬したとされます。

また、横井前掲書によると、ハンセン病差別のルーツは仏教の経典に見出せますが、差別が社会に広まった様子は「起請文《きしょうもん》」を見るとよく分かるといいます。起請文とは「神仏に何事かを誓うにさいして記される」文書で、そこに、「しばしば白癩・黒癩の文字が組み込まれていた」「只今神仏に誓約したことに背反したり偽ったりすれば、他ならぬこの

『現世』『今生』において白癩・黒癩の身となる……という論法を採っているケースが少なくない」と。

つまり、「神に誓います。もしこの誓いを破ったならば、ハンセン病になっても構いません」という誓い方をした、ということのようです。今の人権感覚では理解し難いのですが、こうした観念が始まったのが中世という時代でした。

「救済」と「差別」の意味を考える

最後に、「救済」と「差別」の意味について考えたいと思います。

新井孝重は前掲書で、「ひとが乞食・非人にものを施し、湯浴させるのは近代的意味でのヒューマニズムからではなく、仏の功徳《くどく》に近づくための作善として意識されていたと推測される」と書いています。光明皇后の「膿吸い伝説」などはその典型でしょう。「作善」

＊15　勅願道場（勅願寺）は、天皇・上皇の発願により、国家鎮護・皇室繁栄などを祈願して創建された祈願寺のことで高い寺格を表します。76寺指定されました。大徳寺は後醍醐天皇により勅願寺とされました。明治政府が出した神仏分離令で指定が廃止されました。

という動機は、洋の東西、宗教を問いません。ドイツ中世史研究の阿部謹也が『中世を旅する人びと——ヨーロッパ庶民生活点描』（ちくま学芸文庫、2008年）で次のように述べています。

乞食は近代社会においては、当然あるべき地位（市民としての地位）からなんらかの事情で脱落した、みじめな憐れむべき存在として位置づけられているが、中世においては人びとが施しをし、善行を積むための手段として不可欠な存在としてみなされていた。〔…〕そのかぎりで社会的地位をもっていたのである。

日本でもヨーロッパでも、中世においては、「仏の功徳に近づくための作善」（新井）、「善行を積むための手段」（阿部）として病者、貧者は必要とされたということです。では忍性の事業もそうなのでしょうか。前項で紹介したように、仏教や仏教者の責任を厳しく追及する横井清ですら、忍性の行いについては、「『癩者を背に負って物乞いの場の市町へ運んだという。そうした慈恵的行為の限界性を喋々《ちょうちょう》する（しきりにしゃべること－引用者）ことは、いとたやすいことであろうけれど、現実の中世社会にあって、それほどまでに奔走したこといたいは、やはり不朽の光輝を放つものと私は考える」（横井前掲書）と評価します。若き忍性が奈良でハンセン病患者を市に背負って行ったのは、物乞いをさせるためであり、本質的支援ではなかったとしても、その後人生をかけて行った壮大な事業全体を見れば、一般人はもとより僧侶であってもとてもできることではありません。その動機を直接聞くことができない現在、簡単に「作善」とは結論できないと私は思います。

さて、貧者が「善行を積むための手段」だった中世から時が流れ、「みじめな憐れむべき存在」との位置づけに変化した、それが近代社会と阿部はいいます。憐みの心で施しをした宗教者もいたでしょうが、綱脇やリーの場合はそれにとどまるものではないでしょう。

では、らい予防法も廃止された今、ハンセン病回復者は、どのような視線を向けられる存在となっているでしょうか。熊本県ホテル宿泊拒否事件の際の差別文書問題[*16]を通して考

＊16　２００３年、熊本県が毎年実施してきた里帰り事業として、菊池恵楓園の入所者のうち熊本県出身者を対象に、温泉への一泊旅行を企画。ホテルを予約しましたが、後日ホテルが「他の宿泊客に迷惑になる」との理由で宿泊を拒否したことから、県知事が記者会見し、事実を公表しました。ホテルは宿泊拒否を撤回し、入所者に謝罪しましたが、差別的対応を認めたものでなかったため、入所者には受け入れられませんでした（ホテルは行政処分を受け、後に廃業しています）。報道を見た全国の人から、入所者を非難する手紙などが３００件以上送られたという事件です。この問題については徳田靖之『感染症と差別』の１１０～１３０ページで詳細に分析していますので、そちらをお読みください。

えてみます。入所者自治会に送りつけられた文書のうち、典型的なものを掲げます（それぞれ別の人物からのもの。『黒川温泉ホテル宿泊拒否事件に関する差別文書綴り』菊池恵楓園入所者自治会、２００４年）。

①お前たちは自分の姿や顔を鏡で見たことあるのか？　そんな化け物みたいなぶざまなかっこうでよく自分たちは人間であるなんて平気で言えるな。お前たちのようなぶざまな奴らは人間ではない。従って人権もない。

②バカヤロー集団、お前らは誰のオカゲでメシ食っている。我々の税金だろうが。〔…〕豚の糞《くそ》以下の人間共。〔…〕恵楓園を焼き払ってやる。バカ汚い病人共集団。

③平等だ平等だと声を大にしても誰も平等に思ふものは絶対にいない。

④元ライ病患者には同情していたが、〔…〕一所懸命謝っているホテルの支配人を許さなかったが、お前等はそれ程偉いのかい。〔…〕みんなでよーく反省して考えよ。もっと謙虚にせよ。社会はお前等が考える程甘くはない。

この『文書綴り』には、文字にするのも憚《はばか》られる文書が山ほど載っています。手書きの文字そのままなので、ハンセン病資料館図書室で全文を閲覧した時、私は相当メンタルをやられました。①②は、これほどの悪罵《あくば》が人の口から出てくること自体が信じられないものです。阿部謹也のいう「憐みの対象」ですらなく、人間ではない、殺すべき対象です。侵略戦争で相手国の国民を殺してもいい対象として兵士が蔑称で呼ぶのと似ています。

では、③④は何かというと、本書「はじめに」で紹介した徳田靖之弁護士の講演での指摘に相当します（同趣旨の考察が『感染症と差別』１２４ページにもあります）。「憐みの対象」だと思って「同情」もしてきたハンセン病患者・回復者が、らい予防法の廃止や裁判勝利によってひとたび「人権」なるものを得て、自分たち一般市民と同じレベルにまで上がってくると、それは許さない。「平等に思ふものは絶対にいない」という心情です。

これはハンセン病差別だけで起こることではありません。社会的門地や、遺伝や感染による病気、ＳＯＧＩ（性的指向・性自認）による差別などがそれです。自分に関係ない時には他人事で「私は差別はしていない」と思っていても、例えば自分の娘や息子が結婚したい相手として連れてきたらどうでしょう。そう考えると、特定の特性を持つ誰かを差別する気持ちは、誰の心の中にもあるといえます。それに気づかないだけで、コロナ禍など何かのきっかけがあると、急に頭をもたげてくるのです。

第1章で見た厚労省の意識調査では、ハンセン病についての差別意識は薄れているように見えます。しかし、熊本の差別文書事件から20年以上たった今でも、こうした文書を送りつけるような心情を持つ人は、高齢になっているかもしれませんが、まだこの社会にいて、若い人たちとも家族としてつながっているかもしれません。それが有形無形の影響を与えているわけで、「知らない」からといって、差別する心から自由だとは限らないのです。

ではどうしたらいいか、結論を得るのは難しいのですが、これまでの「旅」の終わりに私は、ハンセン病差別の歴史を知ることと、回復者の人生を知ることではないかと感じています。療養所で暮らす方たちも、社会復帰した方たちも、人間的で自立した生活を目指して、私たちと同じように生きています。療養所の中を散策するだけでそのことを感じることがあります。長い歴史を持つ入所者運動では、患者による患者の看護から職員による看護にという要求、高校教育などの要求を実現し、待遇改善を勝ちとってきました。療養所の中での芸術活動では、人間存在を社会に発信する素晴らしい表現がなされてきました。

こんにち、回復者の高齢化で、こうした人生の物語を聞く機会が減ってはいますが、書き残されたものや映像による語りを通じて一人ひとりの人生に接すると、ハンセン病患者・回復者は「憐れむべき存在」でも「差別されて当然な存在」でもない、人格と人権をもった一人の人間であることが理解できます。この社会で喜び、悩みながら生きている仲間だと思えるのです。多くの方たちにそのことを知ってもらいたい。それしか新しい社会をつくるすべはない気がしてくるのです。

おわりに

私はかつて新聞記者として、1990年代末から2000年代初頭にかけ、従軍慰安婦問題を取材していました。2000年の女性国際戦犯法廷や、ソウル郊外のナヌムの家の取材などです。そこから、「新しい歴史教科書をつくる会」による歴史修正主義、教科書問題などに関心が広がり、ナチスドイツがユダヤ人を大量虐殺した現場を確かめに2007年、ポーランドのアウシュヴィッツ絶滅収容所跡を訪ねました。本の編集をするようになったのは2005年ころからで、約20年にわたり、戦争と平和、ジェンダー、LGBTQ差別などに関する本を編集してきました。

それらは全て〈人権を侵害されている人たち〉の風景だったと思います。戦争との連関があるものもあります。ユダヤ人のホロコーストは、第二次世界大戦と独ソ戦の進行の中で「ユダヤ人問題の最終解決」（絶滅政策）へと至りました。ハンセン病患者を徹底的に収容・隔離し、社会には戦争に役立つ人だけにする政策も、日本のアジア侵略戦争が激化する中で強められ、沖縄戦で大勢の死者を出しました。そこには共通性がみえます。

本書では、ハンセン病差別の歴史と、「救済」に立ち上がった宗教者の足跡をたどり、差別の意味を考えてきました。今後深めたい課題は次のようなものです。

ハンセン病問題の歴史における絶対隔離政策期の位置づけ／植民地朝鮮・台湾における隔離政策／臓器摘出、標本化の目的／忍性の活動期以降、江戸時代末期までの病者の状態と救済／絶対隔離政策に携わった者たちの心情／ハンセン病療養所がない地域の病者の状態と差別観

私をハンセン病問題への関心に導いてくださったのは、徳田靖之弁護士です。現在、菊池事件の再審請求が佳境に入っており、私も出版活動を通じて少しでもお力になれればと願っています。

「ハンセン病問題〈から〉学ぶ」姿勢の大切さを教えてくださったのは、『13歳から考えるハンセン病問題』監修者の江連恭弘さんと佐久間建さんです。お二人は教師として、ハンセン病問題から自らが学んだことを子どもたちに伝える授業実践をしてこられました。同書の執筆・編集の仕事を通じて、私も生徒の一人となれたと思っています。この方たちは回復者や家族と直に接して、その体験を学ぶことができましたが、次第にそれが難しくなってきています。被爆体験の継承も次世代が担うようになってきているのと同様に、「知った」者が伝えていくしかない時期がやっ

できます。本書がその役割を少しでも果たすことができればと望んでいます。

本書第3章の日本中世史の記述について、数々の貴重なアドバイスをくださった新井孝重獨協大学名誉教授に、心からのお礼を申し上げます。

いくつかの取材に同行し、私とともにハンセン病差別の歴史を旅してきたのは、かもがわ出版編集部の伊藤知代《ともよ》さんです。本書の刊行を実現していただきました。国立ハンセン病資料館図書室の斉藤聖《あきら》さんは、私の疑問に対してすぐに適切な文献を探し出してくださいます。長期の連載をお許しくださったNPO法人多摩住民自治研究所理事の鈴木望《のぞみ》さん（前事務局長）、同研究所『緑の風』編集長で、本書の装幀者でもある妹尾浩也《せのおひろや》さん、皆様のご協力に感謝いたします。

私の母は、まひる野という短歌結社に属していましたが、邑久光明園入所者の2人の歌友のために、毎月『まひる野』誌を全編朗読・録音して郵送することを、何十年も続けていました。その姿は、この問題への私の関心につながったと感じます。

これからも差別の歴史から学び、そこから自由になる方向を問い続けたい。その道はまだ見えていませんが、一緒に旅をしてくださる方がいると嬉しいです。

2025年春

著　者

ハンセン病問題年表

1873 ノルウェーのアルマウェル・ハンセン医師が「らい菌」を発見する。
1907 法律第11号「癩予防ニ関スル件」が成立する。
1909 公立（道府県連合立）の療養所が全国5カ所に設立される（41年、国立化）。
1915 全生病院（東京）において断種手術が実施され始める。
1916 療養所の所長に懲戒検束権が与えられ、監禁室が設置される。
1931 全患者を強制隔離の対象とする「癩予防法」が公布される。初の国立療養所として長島愛生園開所。全国各地で「無らい県運動」が推進される。
1938 国立療養所栗生楽泉園（群馬県草津に32年に開所）に「特別病室」（重監房）が設置される。
1943 アメリカのカーヴィル療養所で、ハンセン病治療薬として「プロミン」の有効性が証明される。
1947 日本で治療薬「プロミン」の使用が開始される。草津の「特別病室」が閉鎖される。
1948 「優生保護法」が成立し、ハンセン病者への優生手術が合法化される。
1951 参議院厚生委員会の「らい小委員会」で3人の療養所園長が隔離の必要性を強く主張する（「三園長発言」）。
全国の全患者による自治組織「全癩患協」が設立される（後の「全患協」、現在の「全療協」）。
翌年にかけて菊池事件が起こる（62年にFさんの死刑が執行される）。
1952 世界保健機関（WTO）の第1回らい専門委員会で、化学療法を主とする外来治療の推進や、ハンセン病の特殊性を是正する必要性などが確認される。

1953　「らい予防法」改正闘争が展開される。「らい予防法」が成立し、強制隔離政策が強化される。
1954　竜田寮児童への通学拒否事件（熊本）が発生する。
1955　長島愛生園（岡山）内に邑久高等学校新良田教室が開校する。
1958　第7回国際らい会議が開催され、ハンセン病対策の中心は外来治療によるべきとの決議がなされる。
1963　第8回国際らい会議で無差別の強制隔離政策は時代錯誤で廃止すべきと提唱される。
1988　「人間回復の橋」と呼ばれる邑久長島大橋（岡山）が開通する。
1993　東京に高松宮記念ハンセン病資料館（現国立ハンセン病資料館）が開設する。
1995　「全国ハンセン病患者協議会」が、「らい予防法改正を求める全患協の基本要求」を公表する。第1回らい予防法見直し検討会が開催される。
1996　「らい予防法」が廃止となる。日本らい学会が日本ハンセン病学会に改称する。菅直人厚生大臣は「らい予防法」の廃止が遅れたことについて謝罪する。
1998　ハンセン病療養所の入所者13人が熊本地方裁判所に「らい予防法」違憲国家賠償請求訴訟を提起する（翌年には、東京地裁と岡山地裁でも裁判が起こされる）。
2001　「らい予防法」違憲国家賠償請求訴訟について、熊本地裁は原告勝訴の判決を言い渡す。
2003　熊本県内の黒川温泉のホテルで入所者の宿泊拒否事件が発生する。
2005　「ハンセン病問題に関する検証会議最終報告書」が厚生労働大臣に提出される。
2006　ハンセン病問題に関する検証会議の提言に基づく「再発防止検討会」が発足する。
2007　裁判の判決に基づいて国立ハンセン病資料館がリニューアルオープンする。
2008　「ハンセン病問題の解決の促進に関する法律」（ハンセン病問題基本法）が成立する（2009

年施行）。
2014　群馬県草津に重監房資料館が開館する。
2016　ハンセン病家族による国家賠償請求訴訟（ハンセン病家族訴訟）が熊本地裁に提起される。
最高裁判所はハンセン病を理由として行われた「特別法廷」について、その違法性を認めて謝罪する。
2017　菊池事件の国家賠償請求訴訟が熊本地裁に提起される。
2019　ハンセン病家族の被害について熊本地裁は原告勝訴の判決を言い渡す。「ハンセン病元患者家族に対する補償金の支給等に関する法律（ハンセン病家族補償法）」が成立する。
2020　菊池事件の国家賠償請求訴訟について熊本地裁は、Fさんが裁かれた特別法廷を憲法違反であると判断する。
2021　「ハンセン病に係る偏見差別の解消のための施策検討会」が発足する。
2023　「ハンセン病に係る偏見差別の解消のための施策検討会　報告書」がまとめられる。
ハンセン病への差別や偏見の実態について、厚労省が一般の人を対象に初めての意識調査（「ハンセン病問題に係る全国的な意識調査」）を行う。
2024　厚労省が「ハンセン病問題に係る全国的な意識調査報告書」を公表する。
旧優生保護法（1948年）の下での不妊手術を強制された人たちが国を訴えた裁判で、最高裁は同法は憲法違反だとし、国に賠償を命じる判決が確定する。
「旧優生保護法に基づく優生手術等を受けた者等に対する補償金等の支給等に関する法律」が成立し、ハンセン病回復者も補償の対象となる。

（『13歳から考えるハンセン病問題』掲載年表に加筆）

参考文献

徳田靖之『感染症と差別』かもがわ出版、2022年
江連恭弘・佐久間建監修『13歳から考えるハンセン病問題――差別のない社会をつくる』かもがわ出版、2023年
無らい県運動研究会編『ハンセン病絶対隔離政策と日本社会――無らい県運動の研究』六花出版、2014年
全国ハンセン病療養所入所者協議会「全療協ニュース」2020年8月1日号
ハンセン病問題に係る全国的な意識調査に関する検討会「ハンセン病問題に係る全国的な意識調査報告書」2024年
徳田靖之『菊池事件――ハンセン病差別の壁をこえるために』かもがわ出版、2025年
菊池事件再審弁護団・菊池事件国民的再審請求人団編『菊池事件』2024年
宮﨑かづゑ『長い道』みすず書房、2012年
ハンセン病家族訴訟弁護団編『思いよ届け！ ハンセン病家族訴訟原告からのメッセージ～あなたに届けるハンセン病家族原告からの生の声』改訂版、同弁護団発行、2019年
トマス・アクィナス『神学大全』稲垣良典訳、創文社、1977年
ジャック・リュフィエ、ジャン＝シャルル・スールニア『ペストからエイズまで――人間史における疫病』仲澤紀雄訳、国文社、1988年
ハンセン病フォーラム編『ハンセン病　日本と世界』工作舎、2016年
宇治谷孟『日本書紀　全現代語訳（下）』講談社学術文庫、1988年

山本俊一『増補 日本らい史』東京大学出版会、1997年
上原信雄編『沖縄救癩史』沖縄らい予防協会、1964年
森川恭剛『ハンセン病差別被害の法的研究』法律文化社、2005年
犀川一夫『沖縄のハンセン病疫病史—時代と疫学』沖縄県ハンセン病予防協会、1993年
青木恵哉著、佐久川まさみ編『選ばれた島——沖縄愛楽園創設者の生涯』初版＝いのちのことば社、1958年、改訂版＝2014年
『聖書 日本聖書協会新共同訳』日本聖書協会、1987年
荒井英子『ハンセン病とキリスト教』岩波書店、1996年
「ハンセン病問題に関する検証会議最終報告書」日弁連法務研究財団、2005年
永岑三千輝『ホロコーストの力学——独ソ戦・世界大戦・総力戦の弁証法』青木書店、2003年
芝健介『ホロコースト——ナチスによるユダヤ人大量殺戮の全貌』中公新書、2008年
光田健輔『愛生園日記——ライとたたかった六十年の記録』毎日新聞社、1958年
杉山博昭『キリスト教ハンセン病救済運動の軌跡』大学教育出版、2009年
光田健輔「癩多き村の浄化運動」『愛生』長島愛生園慰安会、1934年12月号
沢知恵『うたに刻まれたハンセン病隔離の歴史——園歌はうたう』岩波ブックレット、2022年
小川正子『小島の春』初版＝長崎書店、1938年、新装版＝長崎出版、2003年
清水寛『太平洋戦争下の国立ハンセン病療養所——多磨全生園を中心に』新日本出版社、2019年
沖縄県ハンセン病証言集編集事務局編『沖縄県ハンセン病証言集　沖縄愛楽園編』沖縄愛楽園自治会、2007年
大竹章『らいからの解放——その受難と闘い』草土文化、1970年
「ハンセン病問題に関する検証会議最終報告書」日弁連法務研究財団、2005年

樫田秀樹「わが子をこの手に取り戻したい――強制堕胎させられた母親たち」『週刊金曜日』第６０６号、２００６年５月19日
滝尾英二『朝鮮ハンセン病史――日本植民地下の小鹿島《ソロクト》』未來社、２００１年
貴堂嘉之「20世紀初頭のアメリカ合衆国における優生学運動と断種」『ジェンダー史学』第17号、ジェンダー史学会、２０２１年10月
桜井方策編著『救癩の父 光田健輔の思い出』ルガール社、１９７４年
神谷美恵子『新版 人間をみつめて』朝日選書、１９７４年
木村真三インタビュー「私の大伯父はハンセン病だった。――繰り返される差別を断ち切るために」『ＴＯＫＹＯ人権』第１０３号、東京都人権啓発センター、２０２４年８月
北條民雄「いのちの初夜」『北條民雄小説随筆書簡集』講談社文芸文庫、２０１５年
松木信『生まれたのは何のために――ハンセン病者の手記』教文館、１９９３年
柴田隆行『多磨全生園・〈ふるさと〉の森』社会評論社、２００８年
飯川春乃「桜よ」『多磨』多磨全生園入所者自治会、２００３年９月号
綱脇龍妙『我深く汝等を敬ふ 綱脇龍妙自伝』私家版、２００８年
宮本常一『忘れられた日本人』初版＝未來社、１９６０年、岩波文庫、１９８４年
関根隆司「近代の四国遍路と『癩』・病者――愛媛県における統計的研究」『アジア地域文化研究』第11号、２０１４年度、東京大学大学院総合文化研究科・教養学部アジア地域文化研究会、２０１５年
加藤尚子『もう一つのハンセン病史――山の中の小さな園にて』医療文化社、２００５年
近藤祐昭・岡山良美「ハンセン病患者との共感・共生――綱脇龍妙『身延深敬病院』を主として」『四天王寺大学大学院研究論集』第10号、四天王寺大学、２０１６年
山本須美子・加藤尚子『ハンセン病療養所のエスノグラフィ――「隔離」のなかの結婚と子ども』医療文化社、

２００８年
栗生楽泉園患者自治会編『風雪の紋―栗生楽泉園患者50年史』栗生楽泉園患者自治会、１９８２年
中村茂『草津「喜びの谷」の物語―コンウォール・リーとハンセン病』教文館、２００７年
コンウォール・リー女史顕彰会編、中村茂監修『写真集・コンウォール・リー女史物語―その生いたちとハンセン病者への奉仕の生涯』日本聖公会北関東教区、２００７年
名和あい「リーかあさまの想い出（3）」『高原』栗生楽泉園慰安会、１９７７年10月号
加賀谷紀子「救癩活動に尽くした看護師三上千代・女医服部けさと宣教師コンウォール・リー女史との協働と離反―湯之沢部落における活動に焦点を当てて」『八戸学院短期大学研究紀要』第39巻、八戸学院短期大学、２０１４年
青山静子『英国女性宣教師　メアリー・H・コンウォール・リー―ラブロマンス作家からハンセン病者救済活動家へ』ドメス出版、２０１２年
三上千代「癩の根絶」『社会事業』第11巻10号、中央社会事業協会、１９２８年
宮坂道夫『ハンセン病重監房の記録』集英社新書、２００６年
光田健輔『回春病室―救ライ五十年の記録』朝日新聞社、１９５０年
松尾剛次『忍性―慈悲ニ過ギタ』ミネルヴァ書房、２００４年
新井孝重『中世日本を生きる―遍歴漂浪の人びと』吉川弘文館、２０１９年
横井清『中世民衆の生活文化』東京大学出版会、１９７５年
黒田日出男『境界の中世　象徴の中世』東京大学出版会、１９８６年
阿部謹也『中世を旅する人びと―ヨーロッパ庶民生活点描』ちくま学芸文庫、２００８年
藤野豊編著『歴史のなかの「癩者」』ゆみる出版、１９９６年
『黒川温泉ホテル宿泊拒否事件に関する差別文書綴り』菊池恵楓園入所者自治会、２００４年

著者　**八木 絹**　yagi kinu

1964年新潟県生まれ。立命館大学法学部卒業。月刊総合雑誌編集部員、新聞記者をへて、フリーライター&エディター。現在、自費出版・編集工房〈戸倉書院〉代表。

ハンセン病問題関連書籍として、徳田靖之著『感染症と差別』（2022年）の編集担当、江連恭弘・佐久間建監修『13歳から考えるハンセン病問題──差別のない社会をつくる』（2023年）（いずれもかもがわ出版）のライターをつとめる。

ハンセン病市民学会会員。日本ジャーナリスト会議会員。

編集・DTP　八木絹（戸倉書院）
装幀　妹尾浩也（iwor デザイナー、多摩住民自治研究所『緑の風』編集長）
略地図作成　岡部美穂子
資料協力　国立ハンセン病資料館図書室

ハンセン病差別の歴史を旅する
「救済」への問いかけ

2025年4月20日　第1刷発行
著　者　© 八木 絹
発行者　田村 太郎
発行所　株式会社　かもがわ出版
〒602-8119　京都市上京区堀川通出水西入
TEL 075（432）2868　FAX 075（432）2869
振替 01010-5-12436
URL https://www.kamogawa.co.jp
印刷所　シナノ書籍印刷株式会社

ISBN978-4-7803-1362-8　C0036